中国农民卫生保健丛书
卫生部、科技部送卫生科普知识下乡工程

妇产科疾病

刘欣燕　主编

编　者（按姓氏笔画排序）

方　芳　申　薇　汤萍萍
李　雷　宋　楠　张　颖
张永莉　范　融　赵　[illegible]
曹冬焱　焦澜舟

中国协和医科大学出版社

图书在版编目（CIP）数据

妇产科疾病／刘欣燕主编. —北京：中国协和医科大学出版社，2007.5

（中国农民卫生保健丛书）

ISBN 978－7－81072－912－3

Ⅰ. 妇…　Ⅱ. 刘…　Ⅲ. 妇产科病－防治　Ⅳ. R71

中国版本图书馆 CIP 数据核字（2007）第 057385 号

中国农民卫生保健丛书
妇产科疾病

主　　编：刘欣燕
责任编辑：吴　磊

出版发行：中国协和医科大学出版社
（北京东单三条九号　邮编 100730　电话 65260378）
网　　址：www. pumcp. com
经　　销：新华书店总店北京发行所
印　　刷：北京丽源印刷厂

开　　本：787×1092 毫米　1/32 开
印　　张：4.125
字　　数：60 千字
版　　次：2007 年 5 月第一版
定　　价：10.00 元

ISBN 978－7－81072－912－3/R·905

卫生部、科技部送
卫生科普知识下乡工程

《中国农民卫生保健丛书》编委会

序

在一年一度的全国科技周来临之际，“振兴老区、服务三农、科技列车井冈行”的列车启动了。为了配合这次活动，卫生部和科技部组织专家编写的一套《中国农民卫生保健丛书》也将随着这辆列车送往革命老区。

改革开放以来，农村广大群众的生活有了很大改善，医疗水平有了一定的提高。但是，农村的医疗卫生条件、农民的个人卫生意识与城市相比仍然有很大的差距。农民保健知识十分贫乏，自我保健意识不强。农民因病致贫、因病返贫的现象依然存在，在一定程度上影响了农村经济的发展。党的十六大报告指出，我国城乡二元经济结构还没有改变，地区差距扩大的趋势尚未扭转，贫困人口还为数不少；并提出，我们要在本世纪头二十年，集中力量，全面建设惠及十几亿人口的更高水平的小康社会，使经济更加发展、民主更加健全、科教更加进步、文化更加繁荣、社会更加和谐、人民生活更加殷实。小康社会的重要标志之一，就是全民健康水平的提高。我国百分之八十的人口在农村，只有农民群众的健康水平提高了，才能进入全面小康社会。

为了提高广大农民的健康水平，科技部政策法规与体制改革司、卫生部科技教育司商定，开展农村卫生科普需求及传播方式研究。自2004年5月科技周以来进行了有代表性的五省区卫生科普调研（以中原地区和少数民族地区的农村、农民、城乡结合部为主）。根据调研的结果，组织专家编写并出版了这套丛书。我相信，这套丛书的出版，一方面会给农民群众带去健康知识和科学的生活理念，从而提高农民群众的防病能力，另一方面会给出版界带来一定的示范效应。我希望有更多的出版社加入到这个行列中来，为农村居民出更多更好的书。

卫生部副部长：

前　言

妇女的健康不仅关系到一个家庭的幸福，更关系到一个民族的兴衰。新中国成立后，我国政府非常重视妇女卫生工作，经广大医务工作者多年不懈的努力，我国孕产妇死亡率大幅度下降，已接近发达国家水平，同时在孕产常见病与多发病的防治、生殖健康及计划生育宣传、恶性肿瘤保留生育功能等方面也都取得了巨大的成就。

在看到这些成绩的同时，我们必须清醒地认识到，在我国广大农村及偏远贫困地区，还有相当多的姐妹缺乏基本的健康常识，有病也不能及时治疗。医务工作者不仅有责任亲自到基层救治患者，更有义务传播普及妇产科知识。为了响应卫生部、科技部送卫生科普知识下乡工程，我们编写了这本小册子。

本书虽然字数不多，但在经心选题及多位

编者辛勤工作下，基本上概括了妇产科常见及多发、危重的疾病。为了让更多的人读懂深奥的专业知识，我们特地采取了说家常、讲故事的方式，浅显易懂，以提高读者兴趣，使读者从中有所收益。

科学在不断地发展，本书内容难免有不足之处，还请各位读者指正。

刘欣燕

2007年4月28日

目 录

不可忽略的孕前咨询

孕前咨询是由专业人员对准妈妈在受孕前进行交谈、指导，是通过为那些对怀孕有疑问或问题的夫妇进行病史（家族史、疾病史、生育史、药物接触史及营养状况）询问、身体的检查，发现受孕前的危险因素，同时针对危险因素及夫妇所关心的问题进行咨询指导和讨论，并提供进一步检查或治疗的信息。简单地说，孕前咨询的主要内容是为所有计划怀孕的妇女或夫妇进行全面的优生教育、健康指导，使其知情选择以避免不利因素，创造良好的内外环境，为准妈妈安全顺利地受孕、胎儿健康地生长发育奠定基础。孕前检查，是根据咨询者的实际情况进行有针对性的检查，咨询者也不需要草木皆兵，非得什么项目都查一下。

如果你准备怀孕的话，试着问一下自己以下这些问题，如果存在疑问，就要引起注意了。

是否有遗传性疾病的家族史及畸形儿的生育史？

是否正在患急、慢性疾病？是否正在服药？

是否患性传播疾病？双方工作中是否接触到各种有害物质？

是否吸烟饮酒？

是否正在或曾经服用避孕药？

是否曾患过风疹、水痘、麻疹等传染病？

是否饲养过宠物？是否曾经做过必要的预防接种？

孕前注意事项

及早知道怀孕：有些女性盼望自己早一点怀孕，但不知道自己是否已经怀孕了。有时候月经过期了，明明是怀孕了，还自认为是月经不调，并且擅自服用调经活血药，结果导致十分危险的后果，甚至可能引起不孕症！这样的例子并不少见。如果出现月经过期（即停经），以及不同程度的食欲不振、厌油腻、喜酸食、恶心、呕吐、乏力、困倦、畏寒、尿频等症状，基础体温持续在高温期超过 18 天，就可能是怀孕了。有了以上征象，你可以从药店购买检测试纸，自行测试尿妊娠反应——将试纸浸入尿中，若试纸上出现两条蓝线，即可诊断早孕。当然最可靠的方法是去医院检查。

选择适当的怀孕年龄：从生育年龄看，女性受孕的年龄以 25～30 岁为宜，25、26 岁是最佳受孕年龄。妊娠过早，容易发生宫颈癌；怀孕过晚，容易发生胎儿先天性缺陷、畸形，难产率也会增加。一年都是受孕的好时间，重要的是看自己的身体状况，心理准备充分就可以，并不需要特地“赶时间”。做好孕前准备后，要放松心情，抱着顺其自然的心态，精神过度紧张，反而不利于怀孕。

提前处理好有关疾病：资料显示，80% 的女性在怀孕的时候，容易出现牙科并发症，如牙疼、牙龈出血等。要特别注意的是，怀孕头 3 个月和后 3 个月不能拔牙，因为在怀孕初期拔牙易诱发流产，怀孕晚期拔牙易发生早产。因此如果你的牙齿不好或患有牙病，最好在怀孕前及时治愈，免得在怀孕时期惹麻烦。患有急慢性疾病的女性应视病情考虑能否怀孕，如果病情不严重，可以在医生指导下怀孕；如果病情严重，则要听从医生的意见，不要勉强怀孕，还是以治疗疾病为主。如果女性患有精神病，糖尿病、癫痫、甲状腺功能异常等疾病，而且尚未痊愈，就不太适合怀孕了。有一些疾病，必须是治愈或者病情保持稳定后才可以开始怀孕计划，如贫血、结核病、心脏病、肾脏疾病、高血压、肝脏疾病、糖尿病、膀胱炎、子宫肌瘤、阴道炎、性病等。由于怀孕会加重心脏、肾脏等负担，因此，心脏病、肾脏疾病的女性患者，孕前要积极治疗，并且一定要在医生指导下怀孕。

以饱满的精神状态迎接新生命：如果没有心理准备，可能会产生厌恶、烦躁、埋怨的心理，这些情绪对胚胎的发育是不利的。如果你真的准备怀孕，一定要重新审视一下夫妻二人在这个时期的精神状态。夫妻双方都应精神饱满、情绪愉快、身体健康。有病必须积极治疗，治愈后再考虑受孕。准备怀孕时，女性还要预防感冒及其他传染病，以免因疾病和服药影响胚胎的发育。劳累疲乏时也不适合怀孕，譬如在旅行结婚时受孕就不宜提倡，因为旅途中的劳累、饮酒等因素，对胚胎发育极为不利，甚至可能引起流产。

及时预防接种。

避免不良生活习惯的影响：从准备怀孕的阶段开始，夫妻双方都要戒除烟酒。众所周知，吸烟会影响男方精子的发育，以及女方卵子的发育。据统计，每天抽烟 20 ~ 30 支，精子畸形率显著增高；超过 30 支，畸形精子更多，并且会影响精子活动力。酗酒对生殖系统影响更大，可诱发前列腺炎，并使睾酮代谢加快，使睾丸萎缩，严重者出现阳痿。

尽量远离有害物质：如果女方的工作是密切接触电离辐射、铅、汞、汽油、油漆、硫化物、有机磷农药或麻醉剂等，就要调离这些对胎儿有害的工作岗位或工作环境，以免引起精子和卵子染色体的突变。还要远离宠物。因为宠物（如猫、狗等）可能携带危害胎儿健康的病原体（如弓形虫等），可引起胎儿多种畸形，甚至狂犬病，因此准备怀孕的女性应远离宠物。有此嗜好的怀孕女性，应及早忍痛割爱，将其送给亲友饲养。

进行必要的遗传咨询：怀孕是件好事，但也是令人担忧的事。为了避免生下一个有问题的孩子，如存在下列情况，你一定要向医生进行孕前遗传咨询：夫妻双方有一人患有先天性疾病；夫妻双方有遗传疾病家族史；曾分娩过有遗传性疾病或先天性疾病婴儿；近亲结婚；女性年龄超过35岁；连续3次或3次以上流产等。

孕前尽可能不要服用药物：如果女方因某种疾病需服用药物的话，孕前应向医生咨询你所用药物是否影响受孕能力，是否会影响胎儿发育，是否会导致流产等等。一般情况下，假如不影响某些疾病的治疗尽可能不要服药；尽量不服用非处方药，因为许多非处方药内含有咖啡因等有害物质；如果必须服药，也要在医生的指导下，尽可能用对胚胎安全的药物。

饮食合理：孕前只需达到营养均衡，过早的进补并不能达到预期的效果，而且还会

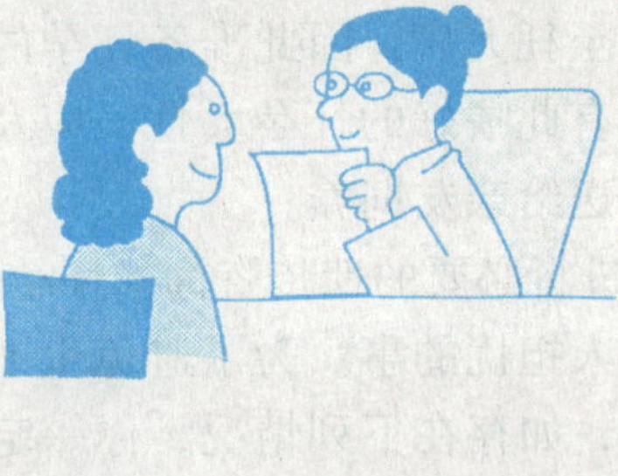

造成营养过剩、体重增加过快。只要是饮食合理，一般情况下，不需要特别补充营养。自觉营养不均衡者，也可以适当补充维生素，但不能过量。叶酸主要是为了防止胎儿的神经管畸形，一般在孕前 3 个月开始补充一些叶酸制剂。

（李　雷）

好事成双——多胎妊娠

李家村的老李家三媳妇刚结婚3个月就有喜了，一家人别提有多高兴了。可是最近这新媳妇害喜一天比一天重，整天觉得恶心、胃胀，有时候吃下去的东西都被吐出来了，家里人都不知道怎么办才好。正好这天听说市里医院的妇产科专家们下乡义务宣传，他们早早的就在村里活动室门口等着了。

大夫推算了一下老李家媳妇怀孕的日子，摸了摸肚子的大小，又用一种特殊的仪器在她肚子上听了听。细心的老李家媳妇发现大夫好像在自己肚子上两个不同的位置都听到胎心了。她从检查床上起来，脸上有点疑惑。大夫看出了她的疑惑，问道："你怀孕以后从来也没做过B超检查是吗?""没有，我们就在村里的保健站里量血压，称体重，卫生员说要听孩子心跳还得等一阵子，我们没有这个仪器。"说完，她指了指那台多普勒胎心仪。

“哦，是这样。”大夫说，“根据我的计算你现在已经怀孕13周多了，现在我考虑你是双胎妊娠，也就是怀了双胞胎，所以你的早孕反应才会这么重。从现在开始，你必须要去乡卫生院或县医院进行定期的产前检查了，首先得去做个B超，看看孩子的情况。”

除了孕妇本人，家里其他老老小小都高兴极了，旁边的乡亲们也都争相恭喜老李家一下就能抱得两个孙子。

老李家媳妇却有些担心地问大夫：“我家大姐当年也是怀的双胞胎，她后来肚子特别大，总说喘不上来气，腿肿得厉害，有时候头晕眼花的，最后还没足月就破水了，大夫说那叫早产。您说我会跟她一样吗?”

“首先，多胎妊娠确实有一定的家族史，就是说，当你家里有亲属曾经怀过双胞胎或三胞胎，其他人怀多胎的可能性就比一般家庭大。其次，多胎妊娠的子宫体积明显大于单胎妊娠，到怀孕24周后增长会更加迅速。由于过度增大的子宫向上推挤，使肺部受压，就会造成呼吸困难；而过度增大的子宫压迫静脉和盆腔，阻碍静脉血回流，就经常导致下肢和腹壁水肿，以及下肢和外阴阴道静脉曲张。至于你说你姐姐当时头晕眼花，可能是没有补充足够的铁剂和叶酸，出现了贫血的症状。多胎妊娠的早产率是比较高的，主要是因为子宫过度伸展，尤其当胎儿个数多，并发羊水过多时，宫内压力过高，就会发生早产。大多数早产是自然发生的，也有像你姐姐那样在胎膜早破后发生的。此外，多胎妊娠还容易并发一些其他的情况，像流产、妊娠期高血压疾病、胎儿宫内生长迟缓、羊水过多等，这些并发症的发生率都比单胎妊娠要高。”

“啊？这么多危险，那可怎么办呢？”

“你先不用太紧张，并发症是多，但我们还是有办法进行预防的。针对以上这些情况，我建议你现在开始调整食谱，增加热量、蛋白质、矿物质、维生素及必需脂肪酸的摄入，饮

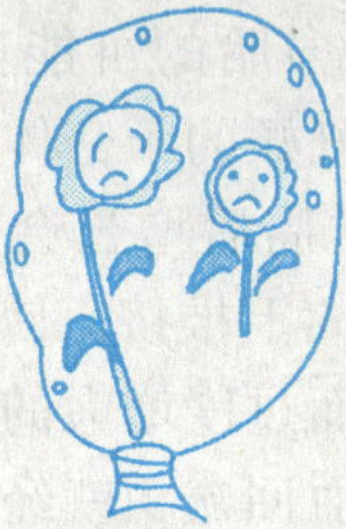

食的种类要丰富，像鸡蛋、牛奶、瘦肉、鱼虾、动物肝脏、新鲜绿色蔬菜和水果等都要吃。我还会给你开一些铁剂、钙剂及叶酸，你要定时定量地吃。怀孕 28 周以后，要多卧床休息，这样可以增进子宫血流量而增加胎儿体重，还可以减低子宫颈承受的压力而减少早产的发生率。一定要听医生的话进行定期产前检查，监测胎儿生长发育情况及胎盘功能，及早发现与及时治疗一些相关的并发症，如贫血、妊娠高血压疾病等。你这样的双胎孕妇在 35～36 孕周就应当住院观察，而三胎及以上的多胎妊娠孕妇，孕中期（也就是 28 周前）就应当住院及卧床休息。经过这些努力，争取到时候生出两个健健康康的孩子来，多好啊，是不是？”

“大夫，经您这么一说，我就明白了，我一定会照您说的去做。真是太感谢了！”

（范 融）

前置胎盘危害大

前置胎盘是怎么回事？

受精卵在肥沃的子宫内膜着床生根。在受精卵的分裂过程中，一部分细胞会发育成我们的小宝宝，另一部分细胞在扎根后会逐渐生长出强大的根系，形似圆盘，称为胎盘，为我们的小宝宝摄取营养。正常位置的胎盘附着于子宫体部的前、后、侧壁，但有时胎盘往子宫下段伸展，全部或部分附着于子宫下段或覆盖在子宫内口处，这就是我们所说的“前置胎盘”。

胎盘伸展到子宫下段，主要是“土壤”——子宫内膜的原因，子宫内膜的炎症或损伤，都会造成“土壤”不肥沃，血供不充足，为了给宝宝摄取足够的营养，胎盘只好扩大其根系面积，从宫体延伸到子宫下段。如果是双胎，养两个宝宝可比养一个要困难得多，胎盘自然也会大一些，所以也容易伸展到子宫下段。

有时候除了主要的胎盘部分，还会长出一个小胎盘，我们称之为“副胎盘”，宫体好位置被主胎盘占了，副胎盘被挤到了子宫下段，这也是原因之一。

有时候调皮的受精卵会跑到子宫下段着床。受精卵着床的时间不是它能独自定的，“种子”和“土壤”都准备好了才行，到达宫体段时若时机不成熟，受精卵只好继续沿着宫腔下行，不得已就走到子宫下段。

前置胎盘最大的危害是造成妊娠晚期出血，国内发生率为0.24%～1.57%，国外资料为0.3%～0.9%。前置胎盘为什么会造成妊娠晚期的出血呢？子宫下段、宫颈将是胎儿娩出的通道，随着宝宝的生长、子宫的增大，到妊娠晚期这一条通道也逐渐扩张、伸展开来，附着在子宫下段的胎盘再也没法站稳脚跟了，造成胎盘与子宫壁错位，子宫血窦随之开放，出现阴道出血。多为鲜红色的出血，初次出血少，可以自行停止，以后反复出血，出血量越来越多，不伴疼痛。

阴道出血发生时间的早晚和严重程度，是

由胎盘边缘与宫颈内口的关系决定的，所以我们将前置胎盘分为三种类型：

完全性前置胎盘：宫颈内口全部被胎盘组织覆盖。这种情况下造成的出血发生得早，次数频繁，血量多，对母亲和胎儿威胁最大，反复多次或大量阴道出血，孕妇会出现贫血，大约有 1/4 病人甚至会因为失血过多而休克，同时宝宝也会出现贫血及缺氧，甚至死亡。

部分性前置胎盘：宫颈内口部分被胎盘组织覆盖。这种情况下，出血量和出血时间早晚介于完全性前置胎盘和部分性前置胎盘之间。

边缘性前置胎盘：胎盘附着于子宫下段，达子宫内口边缘，但未覆盖内口。这种情况下，直到临产才发生出血。

如何发现是否发生了前置胎盘？

B 超是目前检查胎盘位置最简便、安全的方法。B 超可以清楚地看到子宫壁、宫颈和胎盘的位置，并根据胎盘的边缘与子宫内口的关系确定前置胎盘的类型，其准确率为90%～95%，是帮助医生们诊断的得力好帮手。

发生前置胎盘的孕妇应该接受哪些治疗?

如果妊娠晚期突然发生阴道出血，尽管可能没有腹痛，血量也不多，也必须提高警惕，尽快就医。如果诊断了前置胎盘，孕妇该接受哪些治疗呢？我们的处理原则是在保证妈妈安全的前提下，尽量提高宝宝的存活率。

具体治疗措施取决于阴道出血量的多少及妊娠周数。如果还没有足月，孕妇出血不多，可行保守治疗。孕妇需纠正贫血，绝对卧床休息，观察阴道出血情况，如有宫缩则抑制宫缩，同时监测胎儿宫内状况。如果阴道出血停止了，能等到胎儿成熟再分娩，这是最让人满意的。如果这期间出现大出血了，必须紧急手术抢救妈妈的生命。如果已经足月，胎儿已成熟了，那最好的办法就是让宝宝尽快生出来，这样才能解决出血的根本原因，对妈妈、宝宝均安全有利，至于选择哪种分娩方式，剖宫产是主要的手段。

尽管目前前置胎盘的发生原因还不明确，但医学统计表明，产褥感染、多产、多次人工流产或刮宫、引产，以及剖宫产都与前置胎盘的发生相关，这些妇女的患病率都相对较高。因此我们要尽量减少宫腔损伤，保护好受精卵的“土壤”——子宫内膜。

（焦澜舟）

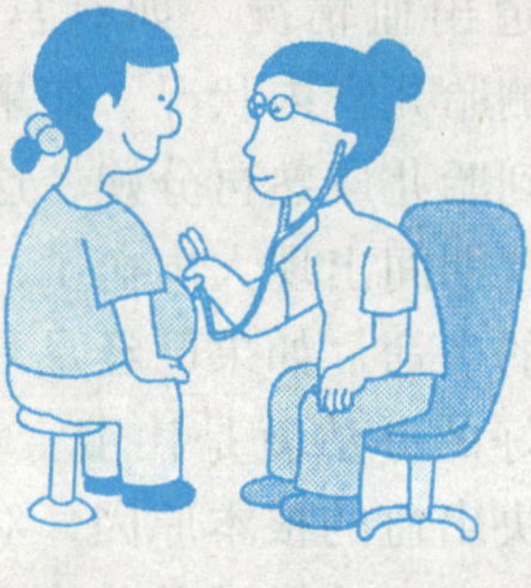

警惕胎儿宫内窘迫

小小的受精卵在子宫腔内经过10个月的孕育，最终发育成熟的胎儿。胎儿在宫内缺氧，危及健康与生命，称为胎儿宫内窘迫。

哪些原因会导致胎儿缺氧呢?

如果把我们的小宝宝看做一朵可爱的小花，那么母体是供给营养的土壤，胎盘是摄取营养的根系，连接胎儿和胎盘的脐带是输送营养的花茎。这条营养输送线的每一个环节对胎儿的发育都至关重要，任何一个环节出现问题都可能导致胎儿宫内窘迫的发生。

土壤——母体的因素：如果孕妇患有严重的心脏病、重度贫血，或者在急性失血、高热等情况下，孕妇血液中的氧含量将下降，能提供给胎儿的氧也势必相应不足。轻度缺氧时，孕妇可能自己感觉不到，但会对胎儿有影响。

根系——胎盘的因素：孕妇患有妊娠高血压疾病、慢性高血压、慢性肾炎、糖尿病时，会出现胎盘血管的病变，使灌注到胎盘的血流减少。如果胎盘发育不良，胎盘过小或过薄，也会阻碍子宫胎盘的血供。在产程过程中，如果子宫收缩强度过大，频率过快，甚至出现强直性的子宫收缩，这时子宫胎盘被压得喘不过气来，也没法得到充足的血流灌注。这些情况都会造成胎儿缺氧。

花茎——脐带的因素：如果脐带受压、打结或脱垂，就会造成胎儿的血供截流。

花朵——胎儿的因素：患有严重的先天性心血管疾病的胎儿在缺氧状态下，无疑更是雪上加霜。

哪些是需要我们警惕的危险信号呢？

在缺氧的早期，子宫内的小宝宝会躁动不安，给妈妈和医生们发出警报。

胎心率的变化：胎心率是指单位时间内胎儿心脏搏动的次数，是判断胎儿在宫内存活和安危的简便而且较敏感的指标。正常胎心率为 120～160 次/分钟，宫内缺氧时胎心率大于 160 次/分钟，如果持续缺氧胎心率将变慢。使用经腹壁的超声多普勒胎心监护仪，比用胎心听筒更方便，它可以连续动态地监测胎心率，还可以反映出宫缩与胎心率之间的关系，给医生们提供更全面可靠的信息。

胎动变化：缺氧早期，胎动频繁，如继续缺氧，胎动次数会减少。胎动减少是胎儿窘迫的一个重要指标，所以准妈妈们要学会如何计数胎动，早、中、晚各数 1 小时胎动次数，3 次的次数相加乘以 4，即接近 12 小时的胎动次数。每 12 小时胎动小于 20 次表示已缺氧；小于 10 次，表示明显缺氧；若缺氧未及时改善，胎动由减少变为消失，胎心在 24 小时内也会消失。

羊水变化：正常情况下，羊水是清的。如果胎儿缺氧，会引起肠蠕动加快，肛门括约肌松弛，致使胎粪排入羊水中，羊水呈绿色、黄绿色，进而呈混浊的棕黄色。破膜的情况下可以直接观察羊水的性状，如未破膜，可用羊膜镜透过胎膜了解羊水性状。

如何防治胎儿宫内窘迫？

孕妇们最能直接感受到的是胎动的变化，所以一定要每天关注宝宝，如果感觉胎动异常剧烈，必须尽早就医，千万不能等到胎动消失了，贻误了治疗时机。尤其是有妊娠高血压疾病、慢性高血压、糖尿病、慢性肾炎等疾病的孕妇，应定期产前检查，监测胎儿的宫内发育情况，在延长孕周、提高新生儿存活率的同时选择好分娩时机。

如果在分娩过程中出现急性胎儿缺氧，而且这种状态持续，对胎儿很危险，在不能迅速解除胎儿缺氧的情况下，尽快娩出胎儿是解救胎儿的惟一途径。有时胎儿在宫内的缺氧会延续到宫外，刚出生的宝宝呼吸心跳不好，所以在胎儿娩出前医生要做好抢救宝宝的准备。

在这里，我们要提醒每一位准妈妈，一定要定期做产前检查，及时发现问题，才能争取主动。

（焦澜舟）

胎膜早破是怎么回事

阿华是个勤快的女人，怀孕9个月了，还是闲不住。这天，收拾屋子时，阿华不小心滑倒，还撞到了桌子，她觉得肚子开始痛起来，接着有液体从阴道流出来。阿华吓坏了，急忙喊来了婆婆。颇有经验的婆婆也觉得事情不妙，从地里叫回了正在干活儿的儿子，一家人七手八脚地将阿华送去了镇里的医院。经过检查，医生说阿华这是胎膜早破，可能会早产，不过阿华怀孕已经9个月了，胎儿发育正常，阿华自己平素身体也很好，所以应该不会有什么危险。十几个小时之后，在医生的帮助下，阿华的儿子降生了，而且母子平安，一家人终于放了心，沉浸在迎接新生命的喜悦中。

胎膜早破是怎么回事?

胎膜是紧贴子宫壁，包裹着羊水和胎儿的双层保护膜，通常是在分娩过程中、宫颈口快开全时自然破裂。如果胎膜在临产（即出现规律宫缩）之前破裂，羊水随着从子宫里流出来，就叫“胎膜早破”，又叫“早破水”。其发生率占全部妊娠的10%，其中足月妊娠占8%。

为什么会出现胎膜早破?

胎膜早破的原因很多。生殖道的感染是主要原因，细菌、病毒或弓形虫等产生的一些酶，可以削弱胎膜的抵抗力。胎膜本身发育得不好，长得不够结实，也可发生胎膜早破。当子宫内的压力增加，比如多胎妊娠、羊水过多时，胎膜也容易破，就像气球不能吹得太大。如果宫颈发育不好或多次流产，造成了宫颈内口松弛，兜不住胎膜，胎膜下坠到宫颈内口，也容易破裂。另外当腹部受到撞击、摔倒或者同房时，胎膜可能因受外力作用而破裂。

孕妇如何初步判断自己是不是“破水”呢?

如果孕妇突然感到阴道有不能自主地流水，这时候就得高度警惕了，一般开始时流水的量较多，然后是少量、间断地排出，咳嗽、负重等腹压增加的情况下，流水更明显。

胎膜早破对孕妇和胎儿有哪些影响?

没有了胎膜的屏障，子宫内部和外界通过阴道相通，细菌就很容易进入宫腔，导致宫内感染，破膜时间越长，感染发生率越高。对胎儿的影响主要是诱发早产。如果脐带顺着羊水滑出，脱到阴道内，脐带很容易受压，引起胎儿宫内缺氧。另外还会导致新生儿感染的发生率增加。

孕妇出现胎膜早破的征兆时应该怎么办?

出现胎膜早破征兆时孕妇应该采取卧位，抬高臀部，防止脐带脱垂，尽快就医，确诊是否真正“破水”。如果医生给孕妇做肛查/阴道检查，上推胎儿时，见阴道内有水流出，而且pH试纸变色（平时阴道液呈酸性，羊水是偏碱性的），“破水”就很明确了。

因为大多数的胎膜早破发生在足月的情况下，所以准妈妈们不用过于惊慌。90%的孕妇将在破膜24小时内临产，宝宝不久将与妈妈见面了。这时孕妇应卧床休息，保持外阴清洁，耐心等待。如果过了12小时还未分娩，医生会给准妈妈用上抗生素预防感染。如果超过了24小时，还是没有临产的动静，医生就得干预，进行引产了。

如果还没有足月，但孕周已达到35周，这时估计胎儿的肺已发育成熟，宝宝出生后会有较好的存活能力，因此医生也会按足月处理。

我们最担心的是如果孕周小于35周怎么办？这时胎儿还未成熟，但保胎要冒着宫内感染的危险。我们可以通过药物促进胎儿肺成熟，争取时间提高新生儿的存活率，但如果出现了感染的迹象，比如孕妇有发热，孕妇和胎儿心率加快，子宫压痛、羊水有臭味、阴道有脓性分泌物，查血中的白细胞计数增高等，就应该放弃保胎。

如果孕周还不足28周，宝宝出生后生存的几率极小，在延长孕周的漫长等待中风险太大，因此主张尽早地终止妊娠。

到底是自己生还是剖宫产？

对于足月的孕妇，胎膜早破并不是剖宫产的指征，原则上还是要经阴道分娩。对于早产儿需要考虑的综合因素很多，比如新生儿存活的几率、感染的状况、胎位等，所以分娩方式的选择更慎重。

如何减少胎膜早破的发生？

根据胎膜早破发生的原因，医生们提供了以下建议：

积极预防和治疗下生殖道感染，重视孕期卫生。

妊娠后期禁止性交。

避免负重及腹部受撞击。

宫颈内口松弛者，应卧床休息，并于妊娠 14 ~ 18 周施行宫颈环扎术。

做好孕期保健，合理饮食及维生素 C 的摄入可以增加胎膜的坚韧度。

（焦澜舟）

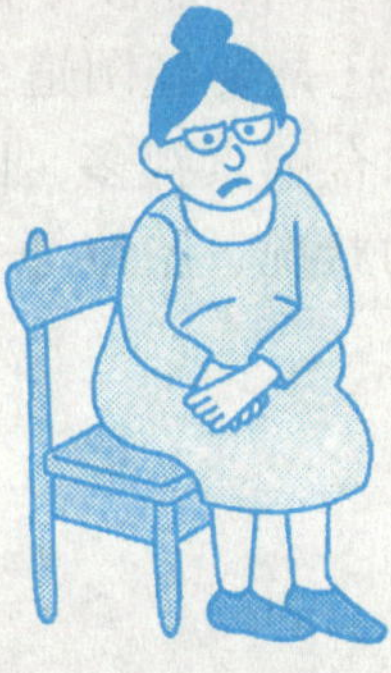

胎盘早剥危险吗

胎盘就像一只中间厚、边缘薄的圆盘，有两面，一面光滑并通过一根脐带与胎儿相连，叫胎儿面；另一面凹凸不平与子宫内壁相连，在这一面通过子宫内膜的螺旋状小动脉实现母体与胎儿的物质交换，叫母体面。胎盘肩负着供给胎儿营养和氧气的中转站的重任，因此在正常情况下，胎盘是在分娩过程中胎儿娩出后才剥离娩出，至此才算最终完成了它的光荣使命。如果胎盘在胎儿娩出前从子宫壁剥离，势必影响到中转站的两端——对母亲和胎儿的危害极大。

什么叫胎盘早剥?

妊娠20周后或分娩期，正常位置的胎盘在胎儿娩出前，部分或全部从子宫壁剥离，称为胎盘早剥。

胎盘早剥往往出现在患有妊娠期高血压疾病、慢性高血压、慢性肾病及糖尿病的孕妇，因为这些疾病会引起全身血管的病变，提供胎盘血供的子宫螺旋动脉也不能幸免。螺旋动脉远端的毛细血管容易破裂出血，在胎盘与子宫壁之间形成血肿。血肿范围逐步扩大，迫使胎盘从子宫壁剥离。

一些机械性的因素可以是胎盘早剥的直接原因。比如外伤（特别是腹部直接受撞击或摔倒时腹部直接触地等），如在脐带过短或脐带绕颈胎儿分娩过程中，或体外矫正臀位胎儿时，牵拉脐带的力量过大，也会导致胎盘剥离。此外，如果双胎妊娠第一胎儿娩出过快，或羊水过多破膜时羊水流出过快，使子宫内压力骤然降低，子宫突然收缩，也可导致胎盘自子宫壁剥离。

妊娠晚期或临产后，如果孕产妇长时间仰卧，巨大的子宫压迫下腔静脉，回流到心脏的血量减少，而淤积在子宫静脉的血量增多，胎盘后静脉压力增高，撑破血管，也导致胎盘自子宫壁剥离。

胎盘早剥时会有哪些表现?

腹痛：因为在胎盘与子宫壁之间的血肿会刺激子宫收缩，所以孕妇会感觉到不同程度的腹痛。如果胎盘剥离的面小，可能没有腹痛或者只是感觉腹部发紧；如果病情严重，胎盘剥离面大，会出现持续的剧烈腹痛，这时子宫不能松弛，硬如木板，摁压子宫感觉疼痛明显，尤其是胎盘剥离的地方。

阴道出血：胎盘早剥了是不是一定会有阴道出血呢？不一定，胎盘后的出血只有顺着宫壁流出来了，才能被我们发现，这时表现为“外出血”。

如果胎盘边缘仍附着于子宫壁上，或胎膜与子宫壁未分离，又或是胎头已固定于子宫下段，胎盘后血液被堵在宫腔内，这时表现为“内出血”。如果内出血过多，不断积聚的压力可冲开胎盘边缘与胎膜，血液经宫颈管外流。偶有出血穿破羊膜而溢入羊水中，使羊水成为血性羊水。

随着孕妇失血的增多，会出现贫血，甚至

休克。胎儿也会由于缺氧，出现胎心的变化，甚至胎死宫内。

胎盘早剥是妊娠晚期产前出血的主要原因之一，它起病急、进展快，可以严重威胁母儿生命，因此必须尽早就医。

出现胎盘早剥该怎么办?

如果病情比较轻，胎盘剥离的面积小，胎儿还没有足月，这时在监测胎盘没有继续剥离的情况下，可以等待胎儿成熟。如果胎儿成熟了，自然应该立即终止妊娠，胎儿娩出，胎盘剥离后，子宫收缩，胎盘后敞开着的血窦才能关闭。

如果是胎盘剥离的面积大，孕妇的情况很危急，首先要考虑的是母亲的安危，必须及时终止妊娠。在挽救母亲的前提下尽可能地挽救胎儿。

如何预防胎盘早剥?

患有妊娠期高血压疾病、慢性高血压、慢性肾病及糖尿病的孕妇一定要定期产前检查，根据病情增加产前检查的次数。

妊娠晚期不能长时间地仰卧，应常换换体位，比如左侧卧位还能增加胎盘的血供。

孕妇行动一定要小心，防止腹部外伤。

（焦澜舟）

异位妊娠是怎么回事

精子穿过宫腔勇往直前，终于在输卵管和卵子相会了，它们融为了一体，形成受精卵，在开始细胞分裂的同时也在寻找种植生根的沃土，在输卵管蠕动和管内纤毛摆动的推送下，受精卵被输送到子宫腔内，子宫内膜温柔地包容了他，于是，受精卵将在子宫腔内发育成胎儿。这是受精卵的正确运行路线，如果在运行过程中出现了故障，将会造成受精卵的“异位”，也就是我们下面要讲的“异位妊娠”。

什么是异位妊娠?

受精卵在子宫腔外着床发育，称异位妊娠，俗称“宫外孕”。“宫外孕”这一说法比较直观，但异位妊娠的含义更广，比如宫颈妊娠和子宫残角妊娠也是子宫“内”非宫“外”

妊娠，但它们却属于异位妊娠的范畴。异位妊娠中，以输卵管妊娠最多见，占95%左右，卵巢妊娠和腹腔妊娠很少见。

造成异位妊娠的罪魁祸首当数慢性输卵管炎。炎症造成输卵管腔阻塞、狭窄，输卵管内膜纤毛缺损，输卵管周围粘连，都会影响受精卵在输卵管的正常运行和通过，致使受精卵在输卵管着床发育。

输卵管管腔狭小，管壁的肌层及粘膜薄弱，不能适应受精卵的生长发育，为孕卵摄取营养的绒毛会侵蚀输卵管肌层，破坏血管，引起输卵管妊娠流产，甚至输卵管破裂，造成腹腔内大出血，危及生命。

如何及早发现异位妊娠呢？

输卵管妊娠的表现多种多样，有的患者表现很典型，有的不典型，有的甚至什么感觉都没有。输卵管妊娠的典型表现是有停经史、腹痛和阴道的不规则出血。停经时间一般是6～8周，但也有20%～30%的患者没有明显的停经史。在早期可有一侧下腹的隐痛或酸胀感，如果输卵管妊娠流产或破裂，会突然感到一侧下腹的撕裂样疼痛，常伴有头晕、恶心、呕吐和肛门坠胀感。如果是腹腔内的急性出血，可以在短时间内出现晕厥，甚至因为大出血而休克。这里说的阴道不规则出血，是指阴道出血的量和持续时间与平时月经不一致，往往是点滴状的出血，淋漓不尽。可别自认为是月经放松警惕了。

如果表现很典型，多数能及时做出诊断；如果不典型，诊断有困难时，一些必要的检查可以协助医生诊断。

①查血和尿的人绒毛膜促性腺激素(HCG)，HCG是由孕卵绒毛滋养细胞分泌的一种激素。这是确认妊娠的简便方法，但并不能区分是宫内还是宫外妊娠；②超声检查可以提供有用的信息。异位妊娠可表现为宫腔内无妊娠囊，附件有包块，有时包块内可见胎囊、胎芽及胎心搏动；③如果从阴道穹后部或腹壁进针穿刺到盆腹腔内，注射器抽出不凝固的血，这是腹腔内出血的明确证据，但出血的来源，还要综合考虑；④另外还可以做诊断性刮宫，把宫腔内的组织刮出来肉眼看有没有绒毛，同时送病理科做组织切片，在显微镜下找

有无绒毛和滋养细胞，除外宫内妊娠；⑤如果诊断不明确，在有条件及病情需要的情况下，医生会建议做腹腔镜检查，这种检查在明确诊断的同时还可以治疗。

如何治疗异位妊娠

输卵管妊娠的治疗以手术治疗为主。大家关注的是患病的输卵管还能不能保留，这就牵涉到两种手术方式，一是切除患侧输卵管，一是保留患侧输卵管。对于不打算再生孩子，当然是切除的好，免得它以后再闯祸，而且可以同时做另外一侧输卵管结扎，彻底解决后顾之忧。如果还打算生宝宝，医生会尽可能保留它，以便更好保留患者的生育功能。

如果血 HCG 不高，盆腔的包块不大，部分患者可以用药物治疗，免除手术之苦，但这需要综合定夺。常用的药物是氨甲蝶呤，它能杀死滋养细胞。这一场持久战（住院时间会比手术治疗长）需要在医护人员的严密监护下进行，如果治疗效果不好，或治疗期间输卵管破裂，还是需要手术。

近年来尽管异位妊娠的发生率增加了，但随着诊断技术和治疗水平的提高，异位妊娠的死亡率却在下降。

对于计划生宝宝的妇女来说，异位妊娠无疑是一沉重的打击，再次异位妊娠的几率也很大，而且没患病一侧的输卵管的情况也会不乐观。所以对于异位妊娠重在预防。不洁性交后淋球菌、衣原体的感染，流产、刮宫等进宫腔的手术操作后的感染，月经期间卫生不良，这些都是引起包括输卵管炎在内的盆腔炎的原因，都为以后异位妊娠的发生留下了隐患，所以一定要洁身自好，好好避孕，讲卫生，爱惜自己。

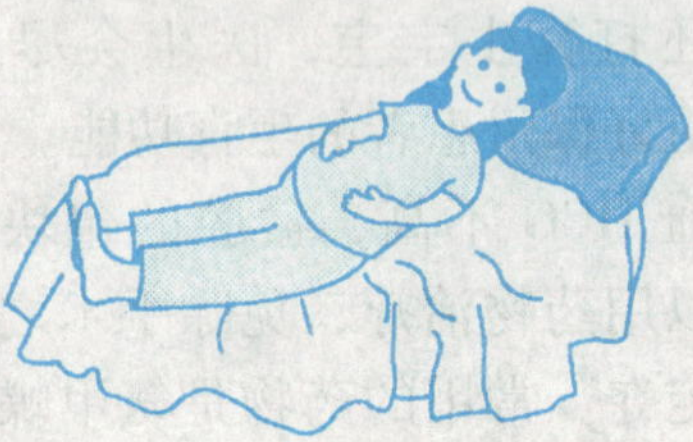

（焦澜舟）

妊娠期高血压疾病的危害有多大

过节回家，我才知道我儿时的好朋友小云已经怀孕 7 个多月，而且怀的是一对双胞胎。兴奋的我马上去她家道喜，才发现她正躺在床上，两条腿肿得厉害，感觉水要从皮肤溢出来似的。我赶紧问她有没有什么不舒服，为什么不去看病。她不解地说："我妈说她怀我的时候也有点脚脖子肿，我怀的是双胞胎，确实是肿得比别人重些，但也没有别的特别的不舒服，不过有时候觉得头晕，休息会儿就好了，应该不用去看病吧。"我听了心中总有些隐隐不安，反复劝说她去医院就诊，她终于同意去了医院产科。

一进产科诊室，医生给小云量了血压，问了病情，又请眼科医生看了眼底，查了血、尿，又做了超声检查。拿着这些检查的结果，医生显得表情颇为凝重，他告诉小云，她得了妊娠期高血压疾病（妊高征），根据目前的检查结果，病情还比较严重，需要住院治疗，否则可能母亲和胎儿都有生命危险。医生的一席话把我们都吓坏了，小小的腿肿有这么严重的后果吗？医生告诉我们，水肿只是妊高征的早期症状之一，这个病对孕妇而言可是非常危险的，是我国孕产妇死亡的前 5 位死因之一。

为什么会得妊高征呢?

妊高征的确切病因至今尚不明确。但它有一些高危因素，如年轻或高龄初孕妇，家族中有高血压、肾炎或糖尿病病史者，多胎妊娠、羊水过多、葡萄胎患者，营养不良，寒冷季节、气压升高等等都会导致妊高征的发生危险性增加。现在正是冬季，小云怀的又是双胎，这些都是高危因素。当然，即便没有任何高危因素，孕妇仍有可能患妊高征，而有高危因素也不一定会患妊高征。

妊高征会带来什么后果呢?

如果妊高征控制不好，可能会对全身很多脏器，包括心脏、肝脏、肾脏等的功能产生不好的影响，严重的还可能会发生脑出血、脑血栓等脑血管意外，或者引起大出血、休克等情况，造成孕妇和胎儿的死亡。另外，患有妊高征的孕妇，胎盘的功能会受到损害，母亲的营养不能顺利地供给胎儿，胎儿容易发生生长受限。

妊高征主要有哪些表现?

诊断妊高征首先一点是血压升高。孕妇应该定期测量血压，如果怀孕以前血压不高，怀孕 20 周以后血压升高到 130/90mmHg（毫米汞柱）以上，或比以前血压高出 30/15mmHg，那么就该考虑可能得了妊娠期高血压疾病，需要去医院看看了。症状上一般最早出现的就是水肿。虽然正常的孕妇在劳累后也可能有轻微的水肿，但一般都在脚踝以下，而且休息后会好转。而妊高征的水肿即便休息后也不会消失，而且肿的范围也大。刚开始可能只是小腿肿，后来可能会逐渐往上发展到大腿、腹部，甚至全身。随着病情的加重，孕妇可能会出现头晕、头痛、眼花，甚至抽搐、昏迷。

患了妊高征的孕妇都必须住院治疗吗?

其实并不是这样。病情较轻的患者可以在门诊治疗。平时注意多休息，向左边侧躺着休息尤其重要。吃东西时注意少吃盐，少吃油腻的食物，多吃含蛋白质高的食物。自己注意放松心情，不要思想负担太重。病情较重的可能需要在医生的指导下输液或吃药治疗。因为这个病是怀孕时特有的疾病，一旦怀孕终止了，病情也会有迅速好转。所以如果病情特别严重，甚至可能需要考虑结束这次怀孕。

在医生的悉心治疗下，小云的血压控制得

比较满意，腿肿减轻了很多，也不再有头晕了。由于治疗及时，她最后顺顺利利地生下了两个健康的小宝宝。

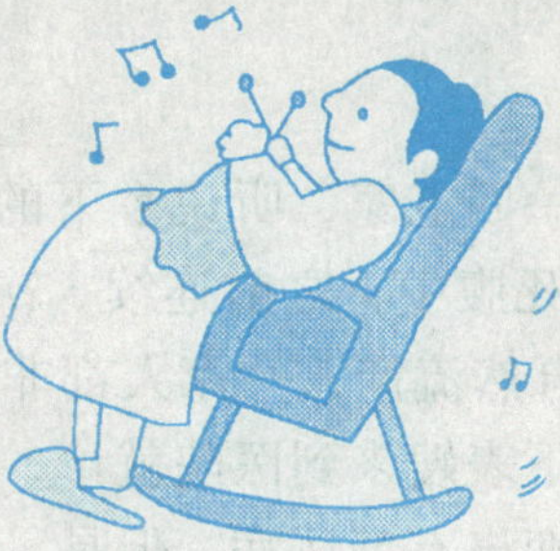

（汤萍萍）

妊娠合并糖尿病该怎么办

前年五一回老家，听说乡下的表嫂怀孕 7 个月突然胎死腹中，之前连续 3 次怀孕都在 2 ~3 个月时自然流产，一家人都非常着急，在家人的陪同下表嫂来到医院就诊，经过检查才知道原来表嫂患有糖尿病，但是，医生暂时还不能确定她是因为怀孕导致的还是怀孕前就有糖尿病，需要引产后复查。在医院接受了引产后 2 个月，表嫂去医院复查，发现血糖仍然很高，医生这才确诊表嫂在怀孕前就患了糖尿病。

全家人都觉得很奇怪，因为表嫂从来没有任何症状啊！医生说糖尿病是一种常见的、有一定遗传倾向而病因未完全明确的内分泌代谢疾病。比较典型的症状有三多一少，即多食、多饮、多尿和体重减轻。有些发病很隐匿，没有明显的症状。表嫂想了想，说："对了，我妈也有糖尿病，每天都吃一种叫做二甲双胍的药，可没有想到这个病还会遗传！"

糖尿病会引起胎死宫内和流产吗?

医生的回答是肯定的。因为没有及时发现糖尿病并接受治疗，表嫂体内的血糖一直偏高，在这种情况下怀孕，很容易发生自然流产、胎死宫内、羊水过多和巨大儿，即使维持到足月分娩，也容易发生死产和新生儿死亡。因此，糖尿病是严重危及孕妇和婴儿健康的疾病之一。

糖尿病是可以治疗的

治疗糖尿病最重要的就是饮食控制和体育锻炼，如果通过这两个手段可以很好地控制血糖，就不需要用药。否则，就需要加用药物治疗，但不推荐孕妇和计划怀孕的妇女使用口服降糖药，因为口服降糖药可能会导致胎儿畸形，惟一对孕妇安全的降糖药是胰岛素，具体的用法和用量需要医生根据血糖水平来掌握，并且需要在整个怀孕期根据血糖的变化调整胰岛素的用量。因此，糖尿病患者在计划怀孕前就要把血糖控制在正常水平，怀孕后还要严密随访，加强监护，产前检查的频率要比普通孕妇高。

那么，血糖多少才算是很好地控制了呢？正常孕妇的血糖数值一般低于正常非孕妇，很少超过 5.6mmol/L 毫摩尔/升［100mg/dl（毫克/分升）］，空腹血糖常为 3.3～4.4mmol/L（60～80mg/dl）。糖尿病孕妇的血糖一般控制在正常的高限以下即可，即空腹血糖小于 5.8mmol/L（105mg/dl），餐后 2 小时血糖小于 11.1mmol/L（200mg/dl），最好小于 7.8mmol/L（140mg/dl）。

从引产后表嫂就一直接受治疗，血糖水平控制满意。一年后，在医生的指导下，表嫂再次怀孕了，孕前和孕期按照营养师开出的食谱进食：按照少食多餐的原则，每天三餐中少吃主食，增加蔬菜和含糖分低的水果，多吃含粗纤维的食物，控制糖和脂肪的摄入，主餐中间各加一餐，加餐都是以黄瓜、西红柿为主。

表嫂定期做产前检查，并监测血糖的水

平。怀孕6个月后，虽然继续饮食控制，血糖仍然上升了，医生解释说这是因为随着胎儿、胎盘的生长发育，胎盘分泌的和胰岛素作用相反的物质越来越多，胰岛素抵抗作用增强，体内自身合成的胰岛素已经不能满足身体的需要，所以需要加用胰岛素治疗。开始只是在晚餐前用短效胰岛素，后来逐渐发展到三餐前都需要加用短效胰岛素，晚上临睡前还需要加中效胰岛素，胰岛素的用量也越来越大，但可喜的是检查结果显示表嫂的体重增长平稳、胎儿发育良好、羊水量也正常。

又是一年的春节，终于迎来了分娩的日子，一家人都怀着焦急的心情期待着新生命的到来，表嫂在除夕夜足月顺利生下了一个男孩，体重6斤半，医生检查后说新生儿没有畸形，并且发育良好，但提醒表嫂在护理上还是和普通新生儿不一样，应当注意保暖，以预防体温过低，并监测血糖，出生后1小时就开始喂葡萄糖水10~30ml（毫升），以后每4小时1次，连续24小时，必要时给10%葡萄糖溶液静脉输液［每日60ml/kg（毫升/千克）］，产后尽早开始哺乳。

表嫂问：生完孩子后胰岛素还需要继续使

用吗？医生说，需要使用，但是因为分娩后随着胎盘的排出，体内对抗胰岛素的激素水平下降了，所以胰岛素的用量要减少到分娩前的一半，并要继续监测血糖，随时调整胰岛素的用量。

产后 2 个月复查时，表嫂已经逐步停用了胰岛素，而饮食控制仍然继续，血糖水平维持正常。我的小表侄经过儿科医生的检查证实生长发育都正常。一家人都很高兴。

（赵　峻）

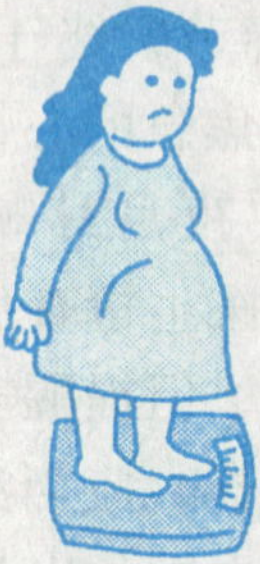

早产危险吗

翠花已经怀孕8个多月了，想着1个多月之后小生命即将降临，翠花的嘴角不禁浮现出一丝微笑。惟一的遗憾是丈夫去南方打工了，不能亲眼目睹孩子的出生。

今年的麦子长势喜人，眼看就到了收割期了，家里人手不够，翠花也得挺着大肚子上阵了。清晨起床，翠花感觉腹部一阵发紧，持续几秒钟就过去了，她没有在意，也没有和家里人说，吃过早饭就同大家一同下地干活了。割了一会儿麦子，翠花感觉腹部发紧得更加频繁了，并伴有隐隐的阵发下腹疼痛，脸上的汗滴滴答答地滑落，割麦子的速度缓了下来。旁边一起干活的小赵见了，连忙问到："翠花，你怎么了？是不是肚子不舒服？"翠花冲她摆摆手，说："没事，俺的身体好着呢，可能就是累着了，歇一会儿就好。这个小家伙，还没出世就开始闹腾了，呵呵。"说着就在田垄旁的一块石头上坐下了。歇了一会儿，疼痛不仅没有缓解，反而一阵紧似一阵。翠花有点紧张了："不会有什么事吧。"连忙叫上小赵，一起上了乡卫生院。

医生详细询问了病史，并给她作了胎心监护和B超。第一次怀孕的翠花显得很是不安，怕宝宝会有什么问题，情绪有些焦躁。"大夫，我是不是要生了，还没有到时候呢，怎么办啊，孩子咋样啊?"接诊的是个和蔼的女大夫，看完监护，轻声安慰翠花道："翠花，据胎心监护看，胎儿目前没有什么大问题，你先不要紧张，深吸气，慢慢吐气放松。你今天除了腹部发紧，还有没有其他感觉，阴道有没有液体流出，有没有出血?""就是肚子发紧，原来没有什么东西流出来呀，但是现在好像有东西了，好像不是血。"大夫听了，赶快取出试纸在她阴道口拭了下，发现试纸没有变色，医生又取来无菌手套，给翠花作了阴道检查：发现宫口没有开，宫颈长度没有缩短。大夫随即给翠花开了点滴，液中加了硫酸镁，"翠花，你现在是先兆早产，可能是劳累所致，不要紧张，我给你用一些抑制宫缩的药，要是宫缩抑制了，就没有太大的问题了。在医院观察几天，等病情稳定再回家吧。”“我听大夫的。我现在还要注意什么啊?”“你现在要左侧卧位好好卧床休息，稳定情绪。注意监测胎动，每天早、中、晚各数 1 小时，早中晚三次的胎动数相加乘以 4，大于 30 次属于正常。”

经过几小时的治疗，翠花的宫缩频率逐渐减低，两天后翠花准备出院了。出院前医生给她做了检查，B 超显示宝宝生长良好，胎心监护没有发现宫缩，胎心也很好。翠花问：“大夫，我这次回家要注意点啥，是不是一有肚子发紧的感觉就是早产，要过来医院看病啊?”“不是的，进入妊娠晚期，子宫敏感度、收缩性逐渐增高，常在劳累、多行走后发生收缩，然而稍事休息，转瞬即逝，与先兆早产的临床表现不同。假阵缩在妊娠晚期也容易出现，这

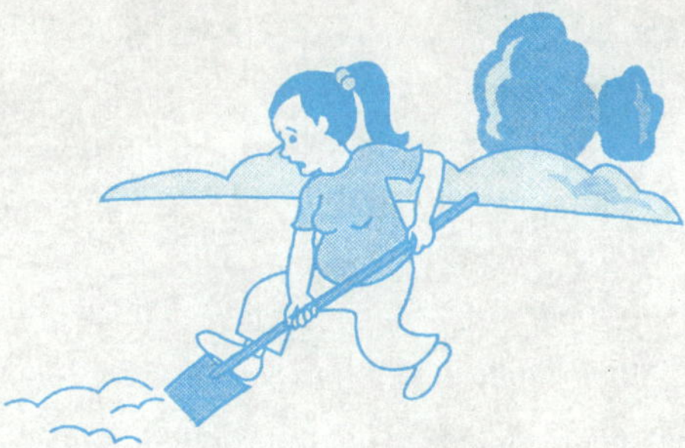

种宫缩表现为：宫缩间歇时间长且不规则，持续时间短且不恒定，宫缩强度不增加，常在夜间出现而于清晨消失。此种宫缩仅引起下腹部轻微胀痛，通常休息或应用镇静剂就可以控制。如果频发宫缩，强度逐渐增强，休息不缓解就要到医院就诊了。”“嗯，我明白了，谢谢大夫，我以后一定会小心的。”

（宋　楠）

在家生产害了她——产后出血

我对工作后见到的第一例产妇死亡印象非常深刻。那天我夜班，半夜一个气喘吁吁的男青年，急冲冲地用被子裹着一个人抱了进来。摊开被子，里面的人面色苍白，气若游丝，鲜血染红了半床被子。她是第二胎分娩，因为第一胎在家中生产顺利，所以这一次也请了接生婆在家生产。产后产妇大量出血，接生婆束手无策，家人这才慌了，把她送来医院。我们立即对产妇进行抢救，但为时已晚，错过了抢救时机，最终她渐渐停止了呼吸。她的丈夫号啕大哭，捶胸顿足，而接生婆早已逃之夭夭，仅留下一个刚刚初生的婴儿，等待着母亲的哺乳，也给我们留下了一个多么惨痛的教训。

这个病人的死因是产后出血。这是分娩期较常见的并发症，居我国产妇死亡原因的首位，对它的预防和治疗尤为重要。

哪些因素可导致产后出血？

宫缩乏力：妊娠子宫随胎儿的生长，也逐渐被拉长、变大，胎儿娩出，胎盘剥离后，剥离面开放的血窦要靠子宫肌层不断的收缩压迫止血，当子宫肌纤维不努力工作时，就会造成出血不止。当您沉浸在多胎妊娠的喜悦中，或宝宝过大、羊水过多时，您就要当心了，肌纤维在孕期被过分拉伸，很容易产后罢工——复旧不良。如果产妇的子宫曾受过伤，如剖宫产史，子宫手术史，产次过多、过频，均有产后出血的可能。很多产后出血的产妇都做过多次流产或引产。如果产妇孕期合并妊娠期高血压疾病（妊高征）、贫血、宫腔感染、盆腔炎，或胎盘早剥、前置胎盘、子宫肌瘤、子宫畸形等疾病，一定要提前入院，因为这些是产后出血的危险因子，应在医生的监护下分娩，做好产后出血的防治。另外，产妇的情绪、体质也直接影响到子宫的收缩。孕期适当锻炼，增强体质，保持放松的心情，避免过度紧张，将有利于子宫的复旧。

胎盘因素：胎盘是胎儿与母体相连的交通站。通常在胎儿娩出后 15 分钟内胎盘也将被娩出，如胎盘滞留或部分残留，会造成严重的产后出血。这种情况可能是由于胎盘嵌顿，或过早牵拉、按压子宫所致。另外，如果产妇有多次刮宫史或宫腔感染史，就要警惕胎盘粘连或植入子宫壁的可能了，这种情况会造成致命性出血！有切除子宫的可能。

软产道损伤：软产道是胎儿娩出的通道，软产道的损伤多见于急产、臀位分娩、产钳助产，或巨大儿等。那些在家中分娩，没有正规接生保护的人，经常发生软产道的撕裂，情况严重的可造成直肠的损伤，严重影响以后的生活。

凝血功能障碍：多是产妇患血液科疾病造成的，对于这类孕妇，为了您和小宝宝的安全，一定要到大的综合性医院就诊，以免发生危险，甚至危及生命。

如何预防产后出血？

产后出血很可怕，但不是不可预防的。

要按时产前检查，积极纠正相关疾病，如贫血、子宫肌瘤、血液科疾病。

做好避孕，减少人工流产的次数极其重要。子宫是小宝宝成长发育的土壤，保护它既是对我们自己的爱护，也是对宝宝的责任哟！

要到正规医院分娩。一旦发生产后出血，对它的治疗刻不容缓。那些有上述高危因素的人，最好到有抢救条件的医院，提前入院待产。产后2小时是产后出血的高峰期，此间应得到医生的监护观察。

产后尽早小便，早喂奶，可促进子宫收缩，减少出血。

（方　芳）

不可轻信“老经验”
——晚期产后出血

小丽是第一胎生产，经过漫长的孕期，终于在镇医院产下一个健康可爱的小男孩。虽然分娩时很费力气，产程延长，但她平时身体好，加上产后家人在旁嘘寒问暖、悉心照料，很快她便觉得恢复了。当天，一家人高高兴兴地抱着宝宝出院了。到家后小丽便觉得阴道出血量较多，婆婆自信地说，“孩子都生完了，还有什么问题”，让她躺在床上休息，要以自己丰富的经验给她“坐月子”。把她捂得严严实实，不准洗澡，不准下床活动。过了几天，小丽突然大量阴道出血，头晕、乏力，家人忙把她送到医院。到医院时小丽已面色苍白。大夫说是宫缩乏力，宫腔感染，失血性休克，急忙开放静脉，输血治疗，给予缩宫素、前列腺素类药促进子宫收缩，同时按摩子宫，静点抗生素治疗。经过积极抢救，小丽终于转危为安。

大夫告诉他们，这是晚期产后出血，它可以发生在产后24小时后产褥期的任何时间，一般发生在产后1~3周，经常被人忽视，可一旦发生，往往来势汹汹。它的发病往往有征兆，一般有产程延长，和产后2小时阴道出血多，或怀疑胎盘、胎膜残留，既往有诊刮、人工流产、清宫等刮宫史。有上述情况的人，应加强警觉，发现阴道出血量多应及时就诊。产后宫腔感染、剖宫产伤口裂开，也可造成晚期产后出血，所以产后卫生相当重要，尽量避免产后感染。产妇在产后可适当应用促宫缩药，早下床活动，充分母乳喂养以刺激子宫收缩。

小丽终于明白了自己产后出血的原因，她怀孕前曾做过3次人工流产，坐月子时大量出汗，不洗澡，不勤换内衣，造成了产后感染，

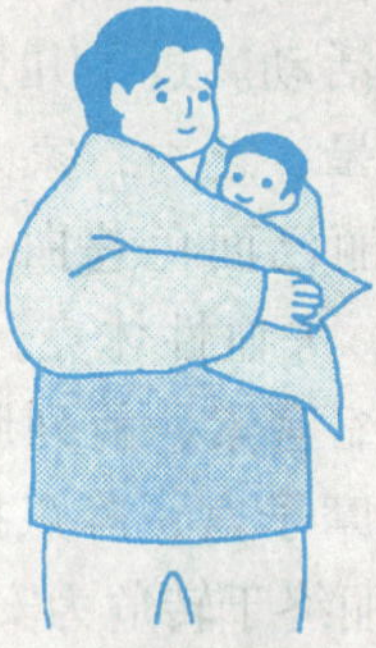

最终导致了大出血。婆婆说：“看来是我的‘经验之谈’差点害了媳妇。出院时，大夫再三嘱咐她要新法坐月子，注意避孕，继续口服抗生素治疗。小丽深有感触地说“有了血的教训，哪敢不听医生的话！”。

（方　芳）

“月子病”是怎样得上的

小龚、小梅夫妇来到古城村好几年了。他们带着孩子在村边上养猪，生活忙碌而又辛苦，但过得还不错，每年总有节余，比起在家乡的日子要好得多。如今小梅又怀了第二胎。小梅平时身体挺好，孕期没啥反应，吃啥啥香，又因为怀孕是计划外的，一直没敢去医院检查。琢磨着生的日子快到了，小龚在附近找了家专门管接生的私人诊所，接个男孩收 500 元，接个女孩收 400 元。眼看小梅的肚子越来越大，丈夫心疼她，让她少干点活，但她哪是闲得住的人，还是忙里忙外。这天早晨起床时小梅发现自己见红了，渐渐她感到肚子疼了，丈夫急忙把她送到诊所准备生产。伴随着阵阵加强的腹痛，小梅又生了个男孩，9 斤多重。生时除了出血多点儿，都挺顺利，接生的大姐给用了些止血药，就让他们回家了。

回家后，小梅吃得多，奶水很快下来了，

孩子也吃得饱。望着孩子粉嘟嘟的小脸，夫妻俩怎么也看不够。但是小梅总感觉身体发冷，头发沉，原本减轻的腹痛似乎又加重了，摸摸脑门，挺烫，一试体温：38.5℃。心想可能回来路上受寒了，小龚急忙找来感冒药给妻子吃下去，让她躺在床上，别下地活动。小梅的体温时高时低，出现了寒战，腹痛也加重了，下身流出的血颜色很暗，量增多了，并且有臭味。由于吃不下东西，奶水减少了，小梅已没有精力去照顾孩子了。于是小龚又把小梅送回了诊所。但接生的大姐说她只管接生孩子，小梅这种情况她也没见过，让他们赶快去医院。他们不知怎么办，只好去了村卫生院。卫生院的王大夫觉得小梅可能感染了，陪着小龚把妻子送进了县医院。大夫在仔细询问了情况，检查发现：小梅的体温39.5℃，脉搏100次/分钟，一压小梅的肚子，她就疼得大叫起来，阴道里有黄白色的脓。大夫急忙让小梅住了院，取了她阴道的脓液做培养检查，并给她输液治疗，嘱咐家人多给小梅饮水，吃些清淡、易消化而富有营养的食物，别老躺着。当一切安顿下来，焦急的小龚拉住大夫问：“小梅得的是啥病，严重吗?”县医院的大夫告诉他，小梅得了产褥感染，挺严重的。说起来用的药还真灵，输了两天液，小梅就觉得腹痛明显减轻了，体温逐渐降低，也有力气说话、吃东西了。

什么是产褥感染?

产褥感染也就是我们平常所说的月子病。女性的阴道内有大量细菌寄生，正常情况下，多数并不致病，是因为正常阴道内有天然的抵抗力。但是如果怀孕后营养不良、贫血、分娩前破水，分娩时出血多等，都会使这种抵抗力降低，阴道内或外来的细菌、脏东西就会趁虚而入。而且，孩子生出后，胎盘就会脱离子宫排出来，这时子宫壁上会留下一个很大的伤口，脏东西或细菌很容易跑进这个伤口，使伤口发炎、流血水和脓，产妇会出现肚子痛，发冷、发热，浑身不舒服，如果不及时治疗，细菌进入血液引起菌血症或败血症，会危及生命。即便没有生命危险，也可能留下许多病根，比如腰痛、不生育等”。一些不正规的小诊所，既不安全，又不卫生，在那里生孩子，很有可能造成产妇患上产褥感染。

怎样不得“月子病”？

产后要讲卫生：①勤洗会阴部，保护好阴道口：洗之前先把手洗干净，应从前往后洗，如果碰到肛门后就不要碰阴道了，注意不要让水流进阴道里；②定时洗漱：产妇代谢旺盛，许多代谢的废物都要排出体外，出汗很多，产后子宫内的“脏东西”也会不断排出，如果不定时洗漱，就会增加细菌入侵的机会。

注意室内通风。

产妇切不可穿得过多，保证充分的睡眠和适量的活动，这样利于子宫内血的排出。

（申 薇）

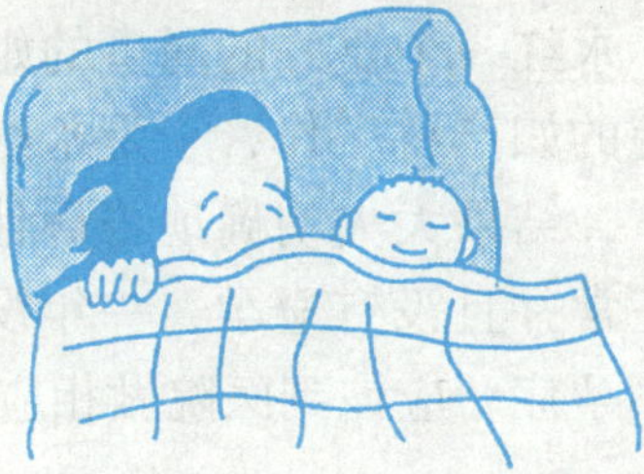

“试管婴儿”带来的家庭幸福

王永红和赵纲从小就在一个村里长大，非常要好。两人虽说没有上大学，但都头脑灵活，聪明勤奋，高中毕业后两人一起在城里打工，边工作边学习，不但拿了自学考试的文凭，在打工的厂里也都是骨干。两年前，两人在家里老人的催促下结了婚，回村里热热闹闹办了酒席。两家老人都高兴，就等着下一代的降生了。可是两年过去了，也不见有啥“动静”。小两口忙事业，一直没觉着这是个问题。他们商量着如果怀孕了就要孩子，没有就再等等。可架不住两家老人的万般催促，小两口也耐不住了。永红一个要好的同事的姐姐恰好在一家大医院的妇产科工作，于是永红就打电话咨询了一下，结果大夫明确地告诉他们，结婚后性生活正常并且没有避孕，一年没有怀孕就能够诊断不孕症，应该到医院做相应的检查。

生孩子不光是女人的事

永红特意休息一天，到医院找大夫正式看病，想弄明白自己为啥不怀孕。大夫告诉永红，需要夫妻双方一起来检查。怀孕不是女人一个人的事情，是夫妻双方共同创造一个小生命的过程。怀孕要具备三个基本条件：一是男方（丈夫）的精液是正常的，二是女方（妻子）有排卵，三是精子和卵子能够相遇并且结合在一起（最重要的就是女性的输卵管要通畅），形成受精卵，才有可能怀孕。这三方面任何一方面有问题都不会有孩子。不孕的原因中，男女因素各占40%，还有20%是男女双方共同的因素。

大夫还耐心地告诉永红：应该先检查男性，男性的精液常规检查很简单，又无痛苦，如果发现不正常，比如说精子数量太少、精子活动能力弱、精子有畸形都会影响怀孕，应该先去治疗。检查女性排卵有三种方法：①每天早晨测基础体温，至少坚持1~2个月；②接近排卵期的时候做超声检查，动态监测卵巢的卵泡发育，并观察是否排卵；③可以在月经周期的后半个月抽血化验孕激素水平判断有没有排卵。检查卵管是否通畅要做“通水”检查或者在X光下作子宫造影，这种需要在月经干净7天以内的特定时期做。也就是说女性方面的检查都是比较复杂的。

永红回家把大夫的话告诉了赵纲，按照大夫的意见，赵纲先做了检查，结果发现他的精子数量比正常少一点。永红按照约定的时间做了子宫造影，结果显示双侧输卵管阻塞。永红以前得过化脓性阑尾炎，又得过一次急性盆腔炎。大夫说很可能是炎症造成粘连和输卵管不通，这种情况下很难怀孕，即使手术，也不可能使输卵管恢复正常，建议他们做“试管婴儿”。

“试管婴儿”不长在试管里！

两个人一直觉得“试管婴儿”是个很遥远、很神秘的词儿，想象不出来小孩怎么可能在试管中长出来。大夫告诉他们，所谓“试管婴儿”，医学上叫“体外受精－胚胎移植技术”，是指将母亲的卵子和父亲的精子分别取出后，在人体外——实验室的培养皿（一个扁圆形的透明的玻璃容器）中使其结合形成受精卵，并发育成胚胎后，再送回妈妈的子宫里，如果成功怀孕，胎儿从小到大的发育都是在妈妈肚子里，最后无论自然生产还是剖宫产也都和自然怀孕没有什么不同。

但是，“试管婴儿”技术毕竟是一项高、精、尖技术，需要专门的技术人员，应用的药品和仪器也比较昂贵，所以目前做一次“试管婴儿”的费用还比较高。另外，正常夫妻也不是每个月想要小宝宝都能怀孕，一般几率不超过1/3，同样“试管婴儿”也不是每个治疗周期都会成功，国内外最好的“试管婴儿”中心的成功率也就在30%～40%之间。一般来说年轻、卵巢反应性好的患者需要的费用比较低，成功率比较高。所以，需要做“试管婴儿”的夫妻，如果经济条件允许，越早治疗越好。

试管婴儿同样健康！

王永红和赵纲还有一个疑问，就是“试管

婴儿”跟正常怀孕的孩子一样吗？健康吗？大夫告诉他们，生育年龄的夫妻中不孕的并不少见，8%～10%的夫妻有不孕的苦恼。现代科技发展很快，自从1978年世界上第一例“试管婴儿”在英国降生以来，已经有成千上万的夫妻通过这项技术得到了健康的孩子。我们国家的第一例是在1988年北京医科大学附属第三医院完成的，现在全国各地有上百个“试管婴儿”中心，每年就至少有几千个“试管婴儿”出生。英国科学家追踪400多名试管婴儿做了一项历时12年的调查研究，发现这些孩子的心理、生理和智力等各方面都和其他孩子

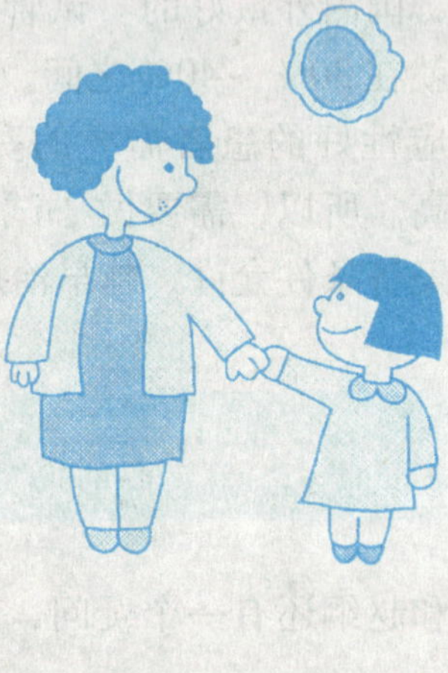

没有什么不同。

永红和赵纲心理的顾虑解除了。他们请大夫帮他们介绍了一家有经验的正规“试管婴儿”中心，开始了他们的“试管婴儿”工程。终于，永红顺利地生下一个6斤半重的女娃娃。小丫头聪明可爱，活泼健康，给全家人的生活增添了不少乐趣。两个人从内心里由衷地感激高科技给他们带来的幸福生活。

（曹冬焱）

鬼胎——葡萄胎

包大嫂，家住冀北山区。膝下已有一女的她，已年过四十岁。家中生活虽较拮据，但因夫妻双双勤劳肯干，一家三口日子过得倒也快乐。但在农村，没有儿子总是一件使夫妻俩很不甘心的事。于是，一心想要个儿子的包大嫂先后又怀过两次孕，但都很遗憾的小产掉了。这一年，包大嫂终于又怀孕了。这对家里上上下下来说可是件天大的喜事。由于以前曾有过两次小产的经历，这回她马上便成为了家里的重点保护对象。从知道有孕那天起就停了手里的农活，专心的休养起来。

然而很快，包大嫂就感觉这一次怀孕与前几次有明显的不同。才一个多月就恶心呕吐得特别厉害，后来甚至发展到滴水不进。而且，尽管从一开始就足不出户，仍然从一个多月起就反复的出现了阴道出血。乡里卫生所开给的保胎药一点也不起作用。与此同时，她逐渐发现自己的小肚子隐隐的胀痛，才两个多月时，肚子竟然如同以前怀女儿时四五个月大小。尽管如此，一心想要个儿子的夫妻俩还是心存侥幸地等待着。直到有天夜里，包大嫂突然大出血，衣裤、褥单全湿透，继而很快不省人事。一家人连夜将她送到县医院，打上“吊针”，又输上血，再转到上级大医院。

入院后，一家人终于不再一心想着“儿子”，只是急呼“保大人”。包大嫂再次躺到了人流手术室里。这次刮宫救了包大嫂的命，但从她肚中刮出的却没有胎儿，只有半脸盆的血水和“葡萄”。面对这半盆奇怪的大小水泡，包大嫂的家人又是疑惑又是恐惧，婆家中更有一老人连叫“鬼胎！这就是鬼胎！她怀了鬼胎呀！”包大嫂自己吓得哭成个泪人，父母、丈夫也又羞又急，一家人顿时乱做一团。

“鬼胎”是怎么回事?

那么，这“鬼胎”究竟是什么呢？我国公元前即有过记载，当时称之为“葡萄状鬼胎”。如今，这种疾病在医院里已经不再少见。患这种病的孕妇子宫里怀的并非胎儿，而确实是很多大小不等的水泡样物，因此，医学上也形象的称之为“葡萄胎”。

葡萄胎并非人们想像的那样恐怖，什么妖魔附身之类的言语都是毫无根据和道理的。我国是葡萄胎发病相对较多的国家。这种病的病因现在还并不十分清楚。但可能与营养不平衡、经济水平低下等因素有关系。而且，年龄大的妇女患这种疾病的机会明显大于年轻妇女。比如包大嫂已经超过40岁，这就使得她得上葡萄胎的机会比正常年轻女性高出6~7倍。在我国农村的很多地区，由于男女地位不平等和缺乏医学知识，很多患上葡萄胎的妇女被周围的人们看作是“瘟神”、“祸根”，很多妇女因此被抛弃。其实，怀孕才是导致这些女性得上这种疾病的根本原因，而且男性在这种疾病的发病中也起着非常重要的作用。因此，完全没有理由轻视和嘲讽这些无辜的女性，更不应该对她们谩骂和责怪。

妇女自身怎么才能发现这种不正常的怀孕现象呢?

正如包大嫂的例子，怀上葡萄胎的妇女常

常会出现一些与正常孕妇不一样的情况：恶心、呕吐的感觉比一般孕妇出现早而且严重得多；从一两个月开始就可能有间断地出血时多时少，甚至有人会发现阴道里流出水泡样的东西；大多数葡萄胎孕妇子宫都比怀孕同月份的孕妇长得大且快。这些都是葡萄胎孕妇常有的一些表现。

葡萄胎孕妇有什么样的危险呢?

葡萄胎孕妇子宫内大都没有正常的胎儿组织，继续怀孕只能增加危险而没有任何益处。

葡萄胎孕妇随时都有可能发生大出血，这种出血非常凶险，甚至可以短时间内致人于死地。特别是在比较偏远、医疗条件又差的地区，如果处理不及时，后果不堪设想。

尽管葡萄胎大多数是良性疾病，也就是说刮宫刮干净后就治愈了，但仍有一部分葡萄胎可以转变为恶性（侵蚀性葡萄胎或绒癌），即成为癌症转移到身体其他部位，破坏身体其他器官，甚至危及生命。

得了葡萄胎该怎么办?

正因为葡萄胎孕妇有以上这么多危险，当妇女怀疑自己孕期出现了这些异常以后就一定要及时到医院去检查，千万不要随便保胎或胡乱治疗，以免耽误了病情。现在医院里主要通过常规产科检查、超声波检查、血绒毛膜促性腺激素（HCG）测定等方法检查葡萄胎。而这些检查都应该在正规医院，由有经验的医生来进行。

如果不幸被检查出葡萄胎，患者也不必过度担心或恐惧。经过正规医院的医生及时、规范地进行刮宫手术，是可以将子宫内的葡萄胎清除的，也可以避免发生大出血或危及生命。但是，需要注意的是，葡萄胎有一部分是可能变为恶性的，这些患者，除了单纯手术清除葡萄胎以外，还应该进行化学治疗（即“化疗”）。为了避免并早期发现葡萄胎的恶变，患了葡萄胎的妇女在葡萄胎完全清除以后也必须严格按照医生的要求进行定期的检查，这个过程可能需要很长时间（数年，甚至数十年）。检查的内容并不复杂，通常就是全面的妇科查体、血

HCG 水平检测和 B 超、X 线胸片等项目。

对于像包大嫂这样的患者，仅仅严格定期检查还不够。由于她的年龄大（超过 40 岁），刮宫前子宫也有明显增大，所以她患上恶性葡萄胎的机会也大大高于其他人。应在刮宫后还接受进一步的化疗以预防恶性葡萄胎的发生。

除此之外，所有患上葡萄胎的妇女都应注意，在治疗结束后，严格的避孕是非常重要的。一般来说良性的葡萄胎患者至少应避孕 1 年，而恶性葡萄胎患者应避孕更长时间。

包大嫂的故事结束了，这次怀“鬼胎”的经历险些使她丢掉了性命，也让她和家人、乡亲们懂得了很多医学知识。希望那些一心添丁生子的妇女朋友们也都能懂得爱护和关心自己。

（张　颖）

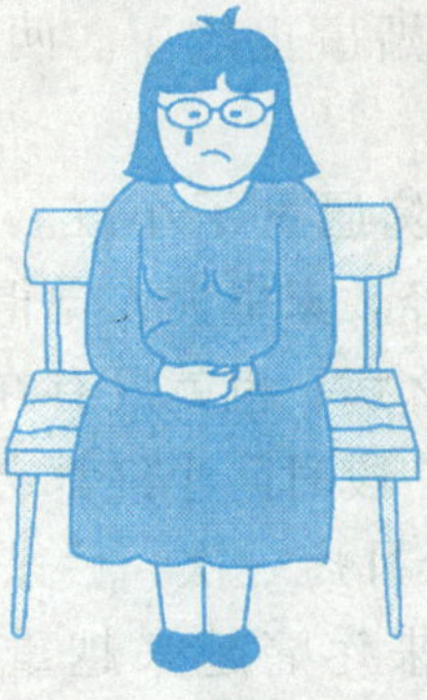

畸形就是怪物吗

——生殖器官发育异常

小丽20岁了，一米七二的个头，看起来健康结实，为人热情还很爽快，从小就比同龄的女孩调皮好动。她交男朋友两年准备结婚。没想到婚检时竟然被查出没有阴道，却有睾丸和一个类似阴茎却比正常阴茎小得多的东西。进一步验血检查染色体才发现她原来根本就不是女儿身，其实应该是个男性。从此，村里人都背地里叫她“男不男、女不女的怪物”，本来挺好的一桩婚事也吹了。两家人心里很是难受。

小丽在医院遇见了小红。小红15岁了，一直没来过月经。家里大人觉得她平时活泼好动，不会有什么病，也就没有在意。直到最近半年多，每隔一段时间小红都会肚子疼，开始还是每2~3个月疼一次，后来每个月都要疼一次，而且后来疼痛越来越重，止疼药没用了。最后终于疼得忍不住又发烧，到医院去检查才发现小肚子里长出个大包。医生说她是阴道长了个横膈，月经血不能排出来存在肚子里才弄出个大血包，需要手术治疗。

还有桂珍，35岁了，结婚已经十几年了，却一直怀不住孩子。曾经怀孕过3次都是两三个月就自己流掉了。前两次她还以为是自己不小心、活动太多的原因。可这一次，年纪不轻的她终于决定仔细检查一下，结果发现自己的子宫和别人长得不一样。医生说那是“子宫畸形”。可这是怎么回事呢？这“畸形”两个字就好像把她宣判为一个怪物了。

她们的病听起来不太一样，但在医学上都属于生殖器官发育异常。这些疾病是与其他妇产科疾病不同，是先天性的，大多数往往要到孩子长大后发现和同性长得明显不一样或产生不舒服的症状才被发现。比如第一个例子，实际是个男孩，但因为生下来时，阴茎发育较小、尿道等部位又看不清楚，所以就被粗心的产婆和父母误以为是女孩一直养大。而第二个例子的小女孩儿，实际是阴道里长了个横膈把阴道封闭住了，所以当她到了该来月经的年龄，每次的月经就积存在膈上面的阴道和子宫里，使得膈上面的阴道和子宫都胀大成一个球似的，时间越长肚子就越胀，也越疼得厉害。如果耽误的时间更久就会发炎，甚至造成更糟糕的后果。第三个例子的女青年有先天性的子宫纵隔，就好比正常的子宫应该是一个房间，她的这个“房间”被半道墙分成了两半，胎儿在子宫里长大以后伸展不开，就会发育不好流产了。这些只是一些相对比较常见的生殖道畸形而已。

尽管这些异常很多在早期的确很难发现，但是需要提醒大家的是一定要对自己的孩子注意以下几个方面问题：

在出生时要请医生认真地给孩子做检查。

在孩子十几岁进入生长发育期以后，注意孩子各方面的变化，比如声音、个头、腋下和外阴的毛发情况，对于女孩子要关心月经情况、乳房发育情况；对于男孩子要注意阴茎、睾丸和喉结情况等等。

提倡婚前做必要的检查，这可以发现许多如第一个例子一样的情况，避免很多悲剧的发生。

当生育方面出现问题时要及时到医院

查找原因。

先天性的疾病并不是什么可笑或可耻的事情，它们如同其他疾病一样，也有自己的病因，更有治疗的办法。患上这些疾病的患者经过及时的发现和正确的治疗，一样可以非常健康地工作、生活，并且有幸福的家庭。比如第一例患者可能需要做一些相对比较复杂的整形手术，而第二例和第三例患者可以通过比较简单的手术就能解决问题。他们都不应该受到大家的歧视和嘲笑。

在这里，我们要再次提醒大家要尽早发现问题，敢于及时说出自己的问题，并向专业的医生请教。

（张　颖）

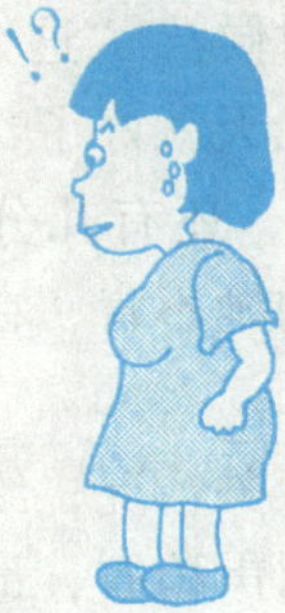

月经过多不可忽视
——子宫肌瘤

乡下的亲属年后到家里小住，我发现已经中年的远房表姐来月经竟然用了差不多4包卫生巾，随口问起，她不好意思地回答说：“这样已经有几年了，已经习惯了。”我马上问到：“你有没有什么不舒服呀？”表姐满不在乎地答道：“就是有的时候有血块，挺吓人的，不过也没什么事，肚子不痛，不发烧，不觉得哪里不舒服。”我不放心地追问：“那你有没有头晕、觉得没劲的时候？”“这么想起来，有的时候是这样的，挺几天就好了，我们可不那么骄气。”她想了想说，还有几分得意。我建议她去医院看看，起初她不肯，在我和妈妈的劝说下，才去了医院。

医生询问了有关情况，给姐姐做了妇科检查，之后又做了超声检查，最后郑重地告诉表姐，她得了子宫肌瘤，现在已经出现了贫血，建议手术治疗。姐姐很惊讶，仅仅来月经时出血多一点，怎么就要手术呢？

来一次月经出多少血是正常的呢？

一般1个月经周期，阴道出血量达到80ml以上就认为经量增多，一般来一次月经用日用型卫生巾应少于2包。

子宫肌瘤的患者一定会出现月经量增多吗？

不一定。根据肌瘤在子宫的生长部位、大小的不同，患者会有不同的临床表现：有的会出现月经周期缩短、月经量多、经期延长或不规律阴道出血等月经改变；有的可以不出现明显的月经改变；有的时候还会出现下腹痛（这时就要马上到医院去）；还有的可以使子宫增大，引起排尿困难、排便障碍等。

月经量多就一定是子宫肌瘤吗?

不一定。引起月经期出血多的疾病有很多，子宫肌瘤是最常见的原因之一。月经量增多是不正常的，要及时到医院就诊，查明原因。

确诊子宫肌瘤需要做哪些检查?

子宫肌瘤的诊断相对明确，妇科检查和妇科超声显像是诊断子宫肌瘤的最常用的方法，一般通过这两种检查就可明确诊断。还可以做血常规检查，用以明确患者贫血的程度和是否伴发感染。

如何治疗子宫肌瘤?

一定要做手术吗？吃点药不行吗？提起子宫肌瘤，人们马上想到手术，有的患者为了防止肌瘤的生长，要求手术切除子宫，这是一个错误的想法。肌瘤较小，患者没有症状，尤其是快要绝经的患者，肌瘤可以自然缩小或消失，这种情况不需要手术，只需观察，当发现肌瘤增大或有恶变可能时再手术。肌瘤也可以通过药物治疗，但药物治疗有局限性，停药后肌瘤又可增大到原来的大小。

子宫肌瘤手术也不一定是把子宫切掉吗。手术方式按范围的大小分为两种，一种就是把瘤子切掉，还有一种是把子宫切除，子宫切除又包括子宫全切（切除宫体及宫颈）和子宫次全切除（切除宫体，保留宫颈）。医生会根据每个人的具体情况采用不同的方式做手术的。

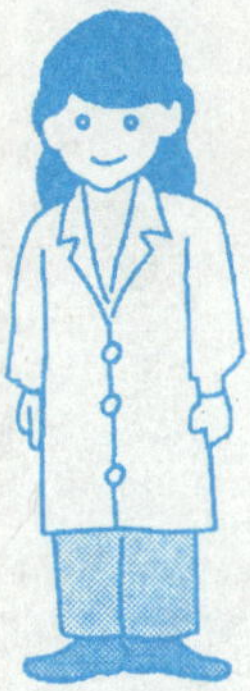

子宫肌瘤患者应定期复诊

作为良性病变，子宫肌瘤不会威胁人的生命，虽然恶变的几率极低，但它存在恶变的可能，患者自己是不能知道肌瘤什么时候恶变、怎样的病变才算作恶变等等这些问题的，这就需要患者定期到医院检查。

（张永莉）

痛经的隐患
——子宫内膜异位症

今天在妇科门诊遇到了一个患者，下班后她的忧郁表情仍在我的眼前浮现。她13岁开始来月经，刚开始时没有异常的情况，17岁那年，开始出现痛经，起初没有在意，忍一忍就过去了，最多用热水袋暖暖肚子，就会好转，但疼痛不断加重，疼的时间也延长了，有时要吃止痛药才行。看过中医，也吃过不少的中药，但都没有什么明显的效果。有的人说结婚生孩子后就会好的，所以也没当回事。结婚后来月经时仍然肚子痛，没有好转。夫妻计划生孩子有2年多了，一直没有怀孕，刚开始时并没有在意，现在很担心，为什么这么长的时间没有怀孕呢？到底是怎么回事？她提出了一连串的问题。我想这些问题已经困惑她很久了，马上详细地分析了她的病情，一一解答了她的问题。其实这个患者的表现很典型，根据这个患者的病史，基本上可以诊断她患了子宫内膜异位症。这是一种妇科疾病，除了痛经以外，还可导致她不孕。

不可忽视痛经

痛经就是来月经时肚子痛，但不同的患者会有各自不同的疼痛规律，如出现疼痛的时间：有的人来月经前几天开始肚子痛，有的人月经的第1天痛得明显；疼痛持续的时间：有的人会痛1天，有的腹痛会持续整个月经期，病情严重的会有持续性腹痛；疼痛的主要部位：小肚子痛、腰痛等。因为大多数的妇女会出现程度不同的痛经，所以容易被人们忽视，不认为这是疾病。其实看似简单的痛经在临床上分为两类：盆腔器官无病变时发生的痛经为原发性痛经；盆腔器官疾病引起的痛经为继发性痛经，继发性痛经应该引起人们的重视。

有痛经就是患了子宫内膜异位症吗?

前面提到的子宫内膜异位症的患者主要的临床症状是痛经。子宫内膜异位症患者不孕率高达40%，因为此病多发于年轻的女性，所以这一问题就更加突出。

读到这里，有的人也许会紧张，自己也有痛经，那会不会有子宫内膜异位症呢？一般情况下，患者自己是没有办法判断是不是有子宫内膜异位症的，痛经明显的妇女要到医院来看妇产科。痛经的患者来看病时要详细、准确地描述自己下腹痛的时间、部位、程度等。医生可以根据患者的症状做初步诊断。妇科检查、妇科超声检查是诊断的主要方法。有的时候还会抽血做检查，血液CA125的值升高，对诊断有参考价值。腹腔镜检查是目前最好的诊断手段，就是在腹部打3个孔，将相应的手术器械通过打好的孔伸到腹腔内，进行手术，通过视频可以直接看到腹腔内的病灶，对于可疑的病灶，能够镜下取部分组织做检查，结果出来之后就能明确诊断了。

如何治疗子宫内膜异位症？

治疗是人们最关心的事，子宫内膜异位症的治疗方法主要包括药物及手术治疗。有的患者病程长，疼痛严重，经治疗盆腔已没有病变，还自诉疼痛，这就需要心理治疗。

药物治疗：主要有以下 5 类：①非甾体类抗炎药物；②口服避孕药：为最先考虑用的药物，适用于轻度的子宫内膜异位症，如在使用的过程中出现阴道出血，需要就诊，进一步调整药物用量，肝功能的改变使药物的长期使用有一定的困难；③孕激素：停药后要面临复发的问题；④雄激素衍生物：应注意其副作用；⑤GnRH－a：被认为是目前治疗效果最好的药物，但价格昂贵，使用时要注意定期复查肝功能。在使用的第二个月，可以加用孕激素，直到停药后的 1 个月，以改善用药后的继发性改变。

手术治疗：按手术范围的大小分为 3 种：①清除盆腔病灶的同时，保留子宫及双侧附件；②切除子宫，保留卵巢；③同时切除子宫及双侧附件。根据不同患者的具体病情，采用不同的治疗方案。有生育要求的患者应该在术后半年内及早怀孕，不然会错过好的时机。

子宫内膜异位症是个良性疾病，但它却带给人们无尽的苦痛，它的治疗是长期的，必要时要手术和药物治疗相结合。经过临床医生的不懈努力，现在已经有一些治疗效果良好的治疗手段。因此，患者不应该气馁，要积极配合治疗。

（张永莉）

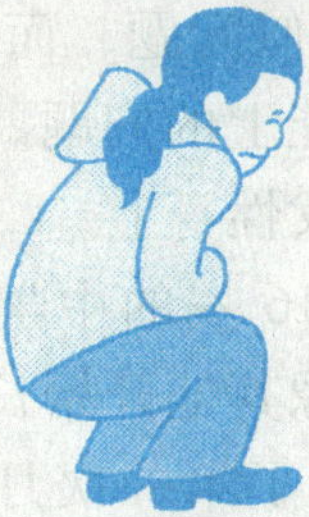

"血崩症"是怎么回事

记得电视上的古装剧里常常有某女患上了"血崩症"的说法。至今，在我国很多农村或偏远地区仍然还有这种叫法。实际上，这是一种经常困扰妇女的疾病，专指妇女月经失调、周期紊乱、月经血量过多、持续时间过长等。中医上常常以"肾虚、肾亏"等为原因来解释。

在现代医学里，我们称其为"功能失调性子宫出血"，简称"功血"。也就是说，引起这种现象的原因并不是老百姓常说的"子宫上长瘤啦"等等的类似问题，而是一种我们看不到、摸不着的功能上的问题。这种问题可以发生在各种年龄的女性身上。

雯雯，是个 16 岁的中学生，平时健康活泼，喜爱运动。像其他开始长大成人的同学一样，她 12 岁时来了第一次月经。起初一切正常，每个月都很规律。但是随着学习负担不断加重，中考、高考的压力越来越大，雯雯逐渐出现了月经失调的现象，经常两三个月不来一次，来了又是血量特别多，十多天都不能干净。有几次，她甚至因为月经量太多晕倒在学校里，被送进医院，还因此输了血。

宋阿姨，今年 47 岁，也被这每月一回的“例假”折磨得苦不堪言。用她自己的话来说：“如今这一年到头不知道要来多少次月经，有时刚干净没两天就又出血了。走到哪儿都得背着卫生巾。”为这头疼的事，她不知跑了多少回医院了。开始时，她按医生说的吃了几次药见好了，可她嫌每天吃药很烦人，见血停了就便自作主张停了药。结果没好两天又出血了，她就又拿出药自己吃上。如此这般吃吃停停，几次以后她就发现药物不起作用了。而且这血越出越厉害，止不住了。直到这时，她才又来到了医院求助于医生，结果是住院做了刮宫手术，又继续打针加吃药治了 1 个多月才好转。

为什么会发生“功血”呢？

在我们身体里有个特殊的系统，如钟表一

样精确、细微地调节着我们的生命活动。这个系统的作用非常重要，但它们又如同精密仪器一样脆弱，容易受到破坏。这个系统就叫做“内分泌系统”。女性的月经就是由这样一个系统来调节的。这个系统的正常工作很容易受到多种因素的影响，比如年龄大、劳累、睡眠缺乏、心理压力大、情绪波动，以及不适应天气冷暖变化、水土不服等等。当这个系统的正常工作被打乱后，就会发生月经紊乱。

比如雯雯，正处于生长发育时期，她的内分泌系统工作才刚刚开始正常进行，还没有达到很成熟的地步。这时外界的学习压力使得她休息、睡眠不足，心理压力大，内分泌系统很容易就被破坏了。于是就发生了月经两三个月不来，来一次又特别多的现象。而宋阿姨则是因为进入了更年期，随着年龄的增长内分泌系统也逐渐衰老，原来正常的功能出了问题，就出现了哩哩啦啦总出血的现象。

由此可见，“功血”的病因并不可怕，但是却可以引起很难解决的问题。值得提醒大家的是，有了月经失调的现象一定要先看医生。要经过医生详细的询问和检查以后才能诊断“功血”，切勿自己胡乱诊断和治疗。因为治疗

"功血"的药物中很多都属于激素类药物，这类药物的使用必须非常严格地遵守医生的嘱托。不恰当的药物治疗不仅不能止血，还会使出血更严重、更难纠正，直至一发不可收拾，甚至还会耽误其他一些疾病（比如子宫内膜癌等）的发现和诊断。

月经周期是每个女性一生中必须反复体验的生理过程，规律的月经是一个女性健全生理功能的体现，而不规律的月经则给女性的生活带来不安与烦恼。关爱妇女，要从呵护女性正常的生理功能开始。

（张　颖）

子宫脱垂怎么办

因为我作妇产科医生的缘故，亲朋好友有妇科方面的问题总是喜欢向我咨询。有一回，母亲的朋友打来电话问，她在上厕所时，觉的有东西从阴道里面掉出来，自己随后把它送回去了，平时也没觉得哪里不舒服，那到底是什么呢？以后会怎么样呢？

为什么会发生子宫脱垂？

上诉情况在老年妇女中较常见，在临床上称为子宫脱垂。

子宫位于盆腔，周围由韧带维持它的位置，韧带就像橡皮带，有的朝上方拉着它，有的在横行的方向固定，它们牢固有力，富有弹性，同时子宫下面的骨盆底的组织结构也对它有支撑的作用。子宫就这样被牢牢固定住，不会随便活动。

为什么子宫会从正常的位置掉下来呢？最主要的原因是分娩时的损伤。在生孩子的过程中，胎儿会使子宫的韧带和骨盆底的各个结构过度伸展，它们的弹性就会下降，相应的肌张力就会降低。如果肌张力不能够维持子宫的正常位置，就会出现子宫脱垂。因多次分娩会增加上述组织损伤的几率，所以有过多次阴道分娩史的人发生子宫脱垂的几率就大。其他的原因还有长期使腹部压力增大的疾病，如慢性咳嗽、排便困难、干肩挑等重体力活。另外，有的人先天性盆底组织发育不良，张力不够，但这种情况比较少见。

子宫脱垂有哪些症状?

早期的子宫脱垂没有明显的临床症状，患者自觉不适主要与子宫脱垂的程度有关。根据子宫与阴道外口的关系，临床上将子宫脱垂分为 3 度，病变逐级加重。在疾病的初期，脱垂的子宫可以自行还纳，随着病史的延长，就需要患者自己用手把下降的子宫送回去。当就诊的患者自诉腰痛，或行走、劳动、下蹲、排便时有块状物脱垂出来时，病情分期已经是Ⅱ～Ⅲ度了。

谈到子宫脱垂就不得不说说阴道前后壁的脱垂，它们往往是相伴而生的。子宫脱垂的各种诱因导致子宫下降，随着疾病进展，阴道前后壁会相应地膨出，它们分别是疾病进展过程的一部分。

患了子宫脱垂该怎么办?

在子宫脱垂的患者中，大部分是老年人，她们认为难以启齿，不告诉家人，更不用说就医了，还有相当一部分人认为不要紧，这不是什么致命的病，可以不用治疗，这些都是错误的。子宫频繁地脱出，长期摩擦会导致子宫的损伤，引起溃疡、感染、出血等。Ⅲ度子宫脱垂还容易出现尿潴留，排尿困难等，曾有过78岁的老年患者因为子宫脱垂导致排尿困难、尿潴留被迫手术的病例。

子宫脱垂的治疗应该根据患者不同的期别，采用不同的方案，做到个体化治疗。轻度的、没有症状的患者不需治疗，但应嘱其加强营养，适当休息，避免重体力劳动，保持大便的通畅。对于合并慢性疾病的病人，应该积极地治疗慢性疾病。总之要尽量减少导致子宫脱垂的各种诱因。

有症状的患者要接受治疗，方法有保守治疗及手术治疗。因为子宫脱垂的患者多为老年人，所以治疗应把安全放在第一位。保守治疗主要是子宫托的使用，适用于各度的子宫脱垂及阴道前后壁脱垂的患者。在使用的过程中，应注意避免子宫、阴道的副损伤。手术治疗主要的目的是消除症状。治疗子宫脱垂有多种术式可以选择，对年老体弱的患者手术的范围要小，对年轻的患者要尽可能恢复原有的解剖结

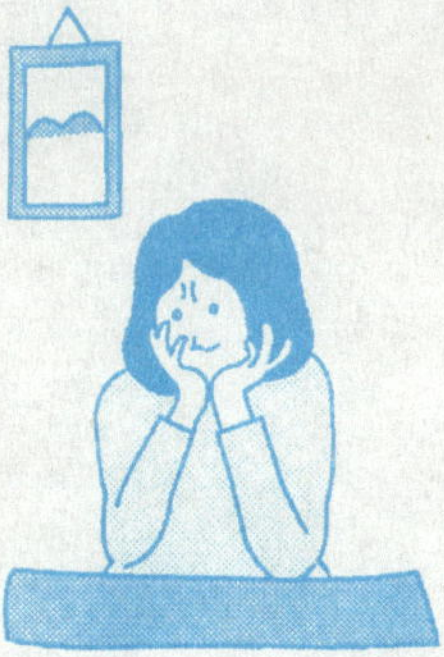

构，对没有生育要求的重症患者还可以切除子宫。

子宫脱垂这种疾病随着生活水平的提高，我国计划生育国策的实施，产科技术的进步，发病率在不断下降，但在临床中仍不少见。我们应针对发病的各种诱因切实有效地减少子宫脱垂的发生，发病后积极有效地治疗，提高老年患病妇女的生活质量。

（张永莉）

难言之隐：不能一洗了之
——发生在妇产科诊室内的对话

患者："大夫，我这身子下边老是痒，不知道是什么毛病？"

医生："光是痒吗？有没有别的不舒服？

患者："除了痒，白带也挺多的。痒的时候非常厉害，晚上睡不着觉；有时候还觉得烧得慌。前后都有半个多月了。"

医生："这是阴道炎的症状，你看过大夫、治疗过吗？"

医生："我也觉得恐怕自己得的是阴道炎，听说都是那些不干净、不讲卫生的人才得阴道炎；我怕人家看不起我，也怕检查太麻烦，又耽误工夫又费钱，就没去医院看病。我看电视上的广告老是说：'难言之隐，一洗了之'！就自己买了点那种药水洗了洗。"

医生："洗了管用吗？"

患者："没用，还是难受，一点也没减轻，真不知道是怎么回事？"

医生："你看，并不是'难言之隐，一洗了之'吧。身体不舒服，不能随便给自己下诊断，更不能自己随便用药。阴道炎症有很多种，不同的炎症用药完全不同，甚至相反。因此，必须到医院检查，弄明白是哪一种阴道炎，才能对症下药，才能见到效果。我给你检查一下，看看是哪种炎症，咱们再说怎么治。"

（检查之后）

医生："老乡，你这是典型的外阴、阴道念珠菌病，也就是老百姓常说的霉菌性阴道炎。光靠洗是洗不好的，还可能越洗越厉害，得用专门治疗念珠菌的药才行。"

患者："这么快就检查出来了，看来还真不太麻烦。"

医生："是呀，其实检查很简单，也花不了多少钱。你这症状和表现都很典型，外阴和阴道的粘膜因为炎症都很红，白带很多，呈豆腐渣状，我取了一点白带放在这张玻璃片上，显微镜下可以清楚地看到念珠菌的菌丝和孢子，就像小树枝一样。如果用这种简单的方法查不出来，就需要取白带做细菌培养来诊断，那需要的时间就比较长了，花的钱也比较多。”

患者：“大夫，我这病是因为不注意卫生才得的吗？”

医生：“这么说也不完全正确。正常人体就携带有念珠菌，只有在一定条件下才可能致病。外阴和阴道潮湿、温热、不透风的局部条件有利于念珠菌的生长。所以，不注意外阴的卫生，不勤换内裤就容易得病。另一方面，人体抵抗力低下，比如说糖尿病的病人、怀孕的妇女，长期用激素或者近期用了大量消炎药（抗生素）的人也容易得霉菌性阴道炎。”

患者：“那平时得注意点啥才能不得这种病呢？我是不是得每天多洗几次？或者老带着卫生巾啊？”

医生：“用不着这样。每天最多洗一次就够了。女性阴道内有自己天然的保护系统，这个小环境呈弱酸性，有许多菌群共同存在，相互作用能抑制某种菌过度增长而致病。如果洗得太多，就会破坏这个天然的小环境，使阴道上皮细胞抵抗力下降，反而容易得病。经常带着卫生巾或者卫生护垫也不可取，那上面都有塑料薄膜，不透气，容易造成局部湿热，导致霉菌生长。同样的道理，平时要穿纯棉的内裤，不穿化纤材料的，勤换内裤保持外阴干燥洁净，不要穿皮裤、太紧太窄小的裤子。如果有糖尿病，要好好治疗，使血糖正常。还有，不要随便用消炎药等等。”

患者：“大夫，那这霉菌性阴道炎好治吗?”

医生：“不太麻烦。我给你开点专门治疗念珠菌的药。白色的药粉是小苏打，碱性的，要溶到水里，洗外阴和冲洗阴道用，洗完擦干。栓药是放阴道里的，每天晚上睡觉之前用。3～7天一个疗程。一般来说一个疗程就能治好。最好停药3天以后来复查一下是不是完全治好了。”

患者：“大夫，那我下次再痒，自己在药店再拿点相同的药用上是不是就能治好?”

医生：“噢，那可不行。我开始的时候说过了。阴道炎有很多种，用药都是不一样的。比如说‘滴虫性阴道炎’，主要也是外阴和阴道瘙痒，白带增多呈黄色泡沫样，有腥臭味。但是它的用药就和霉菌性阴道炎完全不同，需要用酸性的消毒水冲洗，用灭滴灵栓来治疗。你自己是没有办法分辨是哪一种阴道炎的，必须经过医生检查才能对症用药。”

患者："这下我明白了，谢谢大夫。"

医生："好好用药，别忘了复查。"

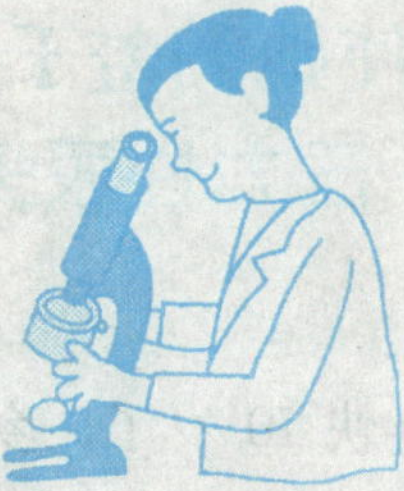

（曹冬焱）

什么使她们羞于启齿
——压力性尿失禁

于大妈今年快 70 岁了，乡下人，一共生养了五个儿女。虽说年轻时又要干农活又要拉扯孩子，吃过不少苦，但也正是这长年的锻炼使得老人身体一直不错。除了上岁数以后每年冬春季犯上一段慢性支气管炎的老毛病以外，没得过什么大病。谁知这两年老人添了个新病，虽不疼不痒，却使她每日生活十分不便，上了年纪又在农村，还又不好意思向外人提起，实在让她着急。原来，老人自从年轻时生完孩子就开始出现了一些轻度漏尿的现象，由于比较轻，只是偶尔过度用力时会漏出一点，乡下人也不大在意。但这几年，随着年龄增大，漏尿现象逐渐加重了，特别是犯支气管炎时一咳嗽就有明显的流尿现象。大妈年纪大了，整天老需要洗洗涮涮的很是不容易，可是不洗不换的又实在很不卫生。真是使她犯了难。

张老师 50 岁了，性格开朗又热情，人也显得格外年轻。在学校里是学生们的知心人。年轻时就多才多艺的她不仅组织学生们开展了丰富的课余生活，业余时间里自己也是学校教师队伍里的文艺骨干。她编排并领衔的交谊舞在市里都拿过奖。但是从一年前开始，张老师逐渐感觉到身体出现了一些变化。比如月经开始不规律了，有时突然一阵烦躁、发热、出汗。更令她烦恼的是经常感觉小便频、小便时烧灼样疼痛，还渐渐出现了憋不住尿的情况。这可急坏了她。因为这些新毛病，她的工作、生活都受到了影响。特别是这憋不住尿的问题更是让她无法参加各种各样的业余活动。有时走路快些、小跑，甚至大笑都会出现不自主的漏尿现象，就更别说参加舞蹈演出和其他体育锻炼了。同事们都奇怪她怎么突然就不活跃了，可是这难言之隐又怎么好意思随便向人提起呢？

虽说于大妈和张老师的年龄、生活环境、经济状况都很不同，但她们都被憋不住尿这个共同的问题困扰着，这种现象医学上称为压力性尿失禁。

什么是压力性尿失禁？

压力性尿失禁的特点主要是平时正常状态下没有漏尿，但在腹压增高的情况下（比如提重物、快走或跑步、跳跃、爬楼梯、咳嗽、打喷嚏，甚至大笑时）就会出现尿液自动流出的现象。除此之外，很多人还伴有尿频、尿急等症状，相当一部分人还会伴有阴道松弛，甚至阴道膨出、子宫脱垂的情况。

为什么女性容易出现这样的问题呢？这与女性尿道、膀胱，以及盆腔底部其他器官、肌肉组织的环境特点有关系。简单来说，只有当女性尿道和膀胱保持一定的连接角度时才能保证排尿的正常，反之，任何原因破坏了这种正常角度都可以造成排尿的异常（如尿失禁或排尿困难）。这里最常见的原因就是随着自然年龄的增长，女性肌肉变松弛，弹性和力量都减弱了，不能正常支撑尿道、膀胱以及阴道等组织，造成这些器官之间的关系发生改变；另一个主要原因就是多次的怀孕、阴道生产，人为导致盆底肌肉的过度松弛，引起尿失禁；绝经以后或更年期后，女性雌激素水平减低，也可以造成肌肉强度下降；另外，一些长期的疾病或不良生活习惯也可以慢慢地牵拉或损伤盆底肌肉造成尿失禁，比如慢性咳嗽、顽固便秘、产后近期重体力劳动等等。这些原因也是造成女性生殖器官膨出（如阴道膨出、子宫脱垂）的常见诱因，所以这些疾病经常会合并存在。

得了压力性尿失禁该怎么办？

压力性尿失禁既不方便又不卫生，常常影响妇女的正常工作生活。而很多人并不觉得这

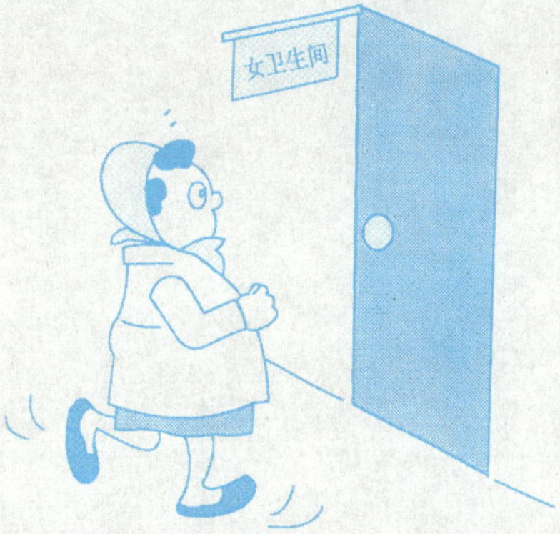

是一种病，又常常羞于向人提起，成为难言之隐。究竟有没有办法能解决这些问题呢？

对病情比较轻的患者，可以先尝试非手术治疗，比如经常做一些锻炼（如收缩肛门的动作训练），或到医院做一些物理治疗，改善肌肉强度和支撑力量。但如果症状比较重，就需要到医院找专科医生咨询，甚至手术治疗了。现在，我国已经开展了很多治疗这方面疾病的新手术技术，创伤小，恢复快，并且效果还很好。但是并非所有尿失禁的患者都要采用相同的手术方式，这需要专家根据每个病人的实际情况、病情的轻重和其他身体因素来综合决定。

（张　颖）

子宫腺肌症是怎么回事

邻居的王阿姨今年40岁了，一天她手里拿着医院的检查报告单来找我，让我帮着看看。原来王阿姨近些年一直有痛经的毛病，最近加重了，来月经时痛得厉害，她就去医院看了妇产科。经过检查，医生说她得了子宫腺肌症合并子宫肌瘤，告诉她可以先吃点药，严重时就要手术治疗。回来后，王阿姨心里七上八下，这到底是什么病，怎么子宫肌瘤还有子宫腺肌症呢？长在子宫的东西到底是什么？医生会不会误诊呢？为什么我都这么大岁数了还会得这种病呢？

看着王阿姨焦急的表情，我马上安慰她："这不要紧，都是良性的病，是可以治疗的。"

什么是子宫腺肌症？

子宫腺肌症就是子宫的内膜长到了不应该

出现的地方——子宫的肌层引发的疾病。因为子宫内膜长入子宫肌层的方式不同，子宫也会有不同的表现：当子宫内膜弥漫性地侵入子宫肌层时，会导致子宫均匀增大；当子宫内膜局限性侵入子宫肌层时，会导致子宫不规则增大，局部形成结节，即我们所说的子宫腺肌瘤。

这种病在中年妇女中多见。一般认为分娩及过度刮宫可能损伤子宫内膜，增加内膜进入子宫肌层的机会，因此子宫腺肌症多发生于已生育的或有多次刮宫史的妇女。那么张阿姨又怎么会合并子宫肌瘤呢？这两者是可以一起发生的，有的时候要手术时才能分清到底是子宫腺肌瘤还是子宫肌瘤。医生说这两者都有时，并不是误诊，而是都有可能。

子宫腺肌症有哪些表现？

痛经是瘤子造成的吗？是的，每个子宫腺肌症的患者都会出现痛经，但每个人都有各自疼痛的特点：明显的下腹痛可于来月经前的一周开始，持续到月经结束后，可以在这一间期中的一天或几天疼痛明显，其余时间腹痛较轻，亦可呈持续性疼痛。除了痛经还可以出现月经的改变，月经量增多、月经期流血时间延长，当并发子宫肌瘤时，月经的改变会更加明显，但一般不会出现不规律阴道出血。有一个很有意思的现象，患病子宫的大小会随月经周期而改变，当来月经时，侵入子宫肌层的内膜会像正常的内膜一样，充血肿胀，导致子宫增大，月经过后，子宫会稍微缩小。

如何诊断和治疗子宫腺肌症?

子宫腺肌症的诊断比较简单，一般通过主

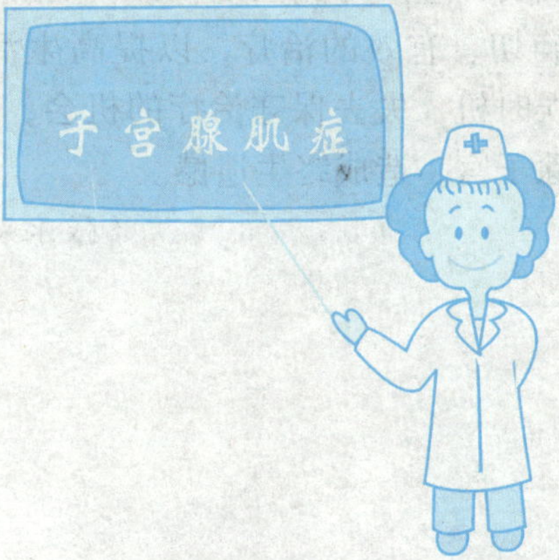

要病情、妇科检查、超声检查就可以明确诊断了。

关于子宫腺肌症的治疗问题，对于有或没有生育要求的人是有区别的。对于年轻、病变轻、有生育要求的患者，应该鼓励其早日妊娠，因为随着时间的推移，子宫的病变加重，会导致不孕。对于没有生育要求，年轻、症状轻的妇女，可以观察，必要时使用止痛药物，并根据病情的发展、病变的程度，个体化地使用其他的药物。若患者疼痛明显，药物治疗无效，可以考虑做子宫切除。

其实在现实生活中子宫腺肌症是比较多见的，通过治疗可以取得明显效果。有明显痛经症状的妇女，应及时到医院就诊，明确诊断后要接受确切、有效的治疗，以提高生活质量，不要延误时机，失去保守治疗的机会，最后不得不切除子宫，造成终生遗憾。

（张永莉）

不易被发现的恶魔——卵巢癌

老太太肚子变大不一定都是“生活好了”！

黄村是个远近闻名的果树村，村里的人基本上都靠种果树、卖水果过日子，近年来，村里又开展了“农家乐”、“水果采摘”等旅游项目，村里人的收入越来越多，日子也越来越红火了。村里有个李大娘，今年65岁了，一辈子勤劳能干，去年“十一”儿子结婚娶了媳妇，女儿在城里上班，小日子也都过得不错。春节全家聚在一起，着实让李大娘觉着日子热火。可是春节过了没几天，李大娘开始觉得肚子老是胀胀的，裤腰紧了不少，而且也不爱吃东西。老太太自个儿觉得可能是日子好了，春节里油腻东西吃多了，长肚子了，所以胃口不好，也就没太在意，自己在卫生所拿了点助消化的药吃了。但是一晃半个月过去了，胃口没有好转，肚子也更胀了，最肥的裤子也穿不进了，有时候还隐隐约约的肚子疼。老伴儿觉得不对劲儿了，正好女儿也回来了，就劝李大娘去看病。李大娘自己也觉得看来这回肚子大了不一定是生活好了、人长胖了那么简单了。

腹水不都是“肝腹水”！

女儿和老伴一起陪着李大娘来到县医院。医院里的大夫简单检查了以后，告诉他们，大娘这是“长腹水了”，得做进一步的检查。李大娘听说过老辈人喝酒喝出肝硬化和肝腹水的，就问大夫：“我一辈子不喝酒，也没得过肝炎，咋会长腹水呢？”大夫告诉他们：“有腹水不一定都是肝腹水，心脏有病，肾脏有病或者肿瘤都可以有腹水，进一步检查才知道是啥器官出了毛病？”李大娘她们又来到了城里的大医院。经过仔细的检查，医生发现老太太的肚子里长瘤子了，而心脏、肾脏胃肠都没有问题，最后B超的结果出来，又经过妇科检查初步诊断是妇科肿瘤，最可能的是卵巢癌。大夫还告诉她们，因为卵巢体积小，又长在肚子里面、身体的深处，有了毛病不容易早期发现，等卵巢上的瘤子长大了，最常见的症状就是肚子胀，胃口不好，有的还可以摸到肚子里的包块，严重了可以伴有肚子痛，大肿瘤或腹水太多时可出现大小便困难。卵巢癌的病人多在40~70岁之间发病，现在还没有很好的预防和早期诊断方法，定期进行妇科检查是惟一的对卵巢癌早发现、早治疗的办法。

癌症不都是“绝症”！

李大娘住进了城里的医院。抽腹水化验找到了癌细胞，抽血化验血CA125（病友们管这叫血里的癌细胞）也升高，大夫还用高级的腹腔镜技术通过肚子上的两个小切口取了瘤子送化验，病理化验的结果明确诊断是卵巢癌。一开始听说是“癌症”，李大娘吓坏了，她觉得癌症就是绝症，没有能治好的，花钱遭罪最后还是一死，就不想治了。主治大夫黄医生告诉她：癌症不一定是“绝症”，现代医学发展很快，有各种治疗手段可以对抗肿瘤，得了癌不要害怕，一味的害怕、伤心只能降低自己的免疫力使肿瘤快速生长，最终被瘤子打败。也就是老百姓常说的“被吓死了”。要战胜癌症，首先要有乐观的心态和自信的精神，相信医生、相信科学。卵巢癌虽然是个不容易被早期发现的恶魔。但是通过手术和化疗，大部分卵巢癌患者可以延长生存，治疗效果好的可以活一二十年。家里人也鼓励她踏踏实实治病。李大娘不怕了，决定和医生一起同瘤子做斗争。

化疗药物和手术刀是与卵巢癌战斗的两大武器！

大夫告诉大娘，她现在肚子里的瘤子多，腹水也很多，直接手术不容易切干净，手术后切口也不容易长。所以大夫给她定的治疗方案是先化疗，再手术。就是说要先往肚子里打化疗药，等瘤子减少、腹水消退再作手术，大夫管这叫“腹腔化疗”。通俗地说就是把含有化疗药物的“治病水”打进肚子里去消灭瘤子生出来的“坏水”。李大娘心里想，大夫治了那么多病人，听大夫的，没错。“治病水”打进去了，效果还真神奇，化疗后一个礼拜，李大娘的肚子不但没有越来越胀，反而一点一点缩小了。两个礼拜过去，恶心、没劲儿这些化疗反应没有了，肚子里的水也差不多完全消失了。大娘的食欲和精神头都好了许多。化疗后的第四个礼拜，大夫给她做了大手术，把肚子里几乎所有的瘤子都切干净了。手术后的恢复也很顺利。大夫告诉她说光靠手术刀还不够，一些小得看不见的瘤子还会再长出来，卵巢癌的治疗要靠手术刀和化疗药物两大武器，手术后打化疗药是为了预防新的瘤子长出来，也就是尽量避免复发。按照医生安排，李大娘差不多每3到4个礼拜就住进医院打一次化疗，两次化疗中间在家休息，按照大夫的嘱咐定期做检查。半年过去，一共打了6次化疗。经过检查、化验，血的指标一直正常，妇科检查、B超检查也都没有问题。大夫告诉他们，初步的治疗基本结束了，以后只要定期来医院复查就可以了。大夫还千叮咛万嘱咐：卵巢癌毕竟是恶魔，暂时治好了不等于一辈子没问题，一段时间以后大部分病人会复发。所以要终身随诊，也就是一辈子都要经常回来看大夫，定期做检查，这样一旦复发就能早期发现，早期治疗。平时注意锻炼身体，保持健康的生活方式和乐观开朗的心情。

李大娘一家谢了大夫，高兴地回家了。他们高兴的是这次不但治了病，也学了不少知识。李大娘心里想：我要快乐健康地活着，按期回来看看大夫，等明年秋天水果丰收了，一定要给救命的大夫送点尝尝鲜！

（曹冬焱）

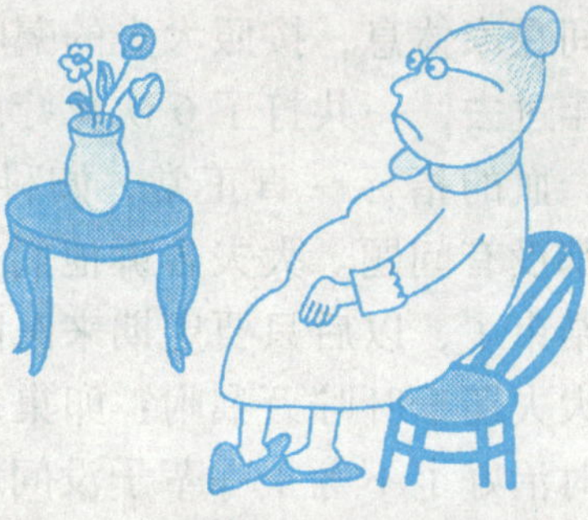

小小病毒惹大祸
——子宫颈癌

"房事后出血"可能是大病

黑石镇上的人都知道，刘丽霞是个既漂亮又精明能干的女人，恋爱早，结婚也早，今年41岁，两个女儿都很争气，是远近有名的好学生，现在都在县里的重点中学念书，将来都是要上大学的。为了给两个宝贝女儿多攒点学费，两口子在家里种起蘑菇、木耳，卖到城里，销路好，价格也好，日子过得相当不错。可最近刘丽霞总觉得自己有点不对劲，经常觉得腰酸不说，最恼人的是每次房事以后都有点"见红"。丈夫劝她去医院检查一下。她安慰丈夫说：出血不多，又不是啥大病，也许是"更年期"提前了，要不就是累了，休息一阵也许就好了。可是几个月过去仍不见好，阴道白带变多变红，隐隐约约肚子有点下坠不适。她这才专门跑了一趟县里的医院，大夫给她做了妇科检查，发现宫颈不正常，又做“刮片”、又取了一块宫颈上的组织做病理化验。一个星期以后，结果出来了，大夫告诉他们，刘丽霞得的病叫宫颈癌。这种病最常见的症状就是接触性出血，也就是房事以后或者妇科检查以后有阴道出血。所以同房以后出血也可能是大病，应该及时看大夫。晚期还会出现阴道白带血水样或脓血样，伴有恶臭。

小小病毒惹大祸

刘丽霞问大夫：听说都是年纪大的人得癌，自己咋会得癌症呢？大夫告诉他们，现代科学已经发现了宫颈癌，是由一种病毒引起的。这种病毒叫做“人类乳头瘤病毒”。科学家发现这种病毒是个大家族，有100多种，其中一些被叫做“高危型”，也就是这个家族中比较厉害的一些成员，人感染了以后可能得癌。但并不是感染过这种病毒都会得癌，就像并不是感染过乙肝病毒的人都会得肝癌一样。大部分人依靠自己身体的抵抗力（免疫力）可以把病毒清除掉。只有反复、长时间、大量地感染或者自身抵抗力下降才容易得癌。据研究，宫颈癌与下列因素有关：性生活早，多个性伴侣；男方包皮炎；宫颈炎症或宫颈损伤（如生孩子或反复流产造成宫颈撕裂伤）；吸烟；身体体抗力低下。

子宫颈癌是可以避免的

刘丽霞不明白自己怎么一下子就得癌症了，她问大夫："这个病能不能早点发现，不得癌呢？"大夫告诉他们，其实宫颈癌是可以预防的。我们国家解放前医疗卫生水平差，妇女生孩子引起宫颈损伤很常见，看病又不方便，宫颈癌往往到了晚期才被发现。解放后，政府提倡妇女普查，也就是建议妇女定期（每1~2年）做妇科检查，检查的时候一定要做宫颈刮片，如果有炎症或者癌前病变，就能早发现，早治疗，就不会发展到癌的地步了。

刘丽霞说："我想起来了，8年前要上环的

时候做过一次妇科检查，好像有个玻璃片，后来大夫说结果正常，上了环，一直挺好。我就再也没进过医院的大门。”大夫说：“医院不光是治疗疾病、抢救生命的地方，还有保健和预防疾病的作用。不应该身体不舒服才想起医院来。应该定期检查身体，妇科检查一定要做宫颈刮片，很方便，也花不了多少钱。如果有炎症、宫颈糜烂或者其他不正常，就能够及时发现，在变成癌之前尽早治疗。这样得癌的人就少了。”

子宫颈癌不是不治之症

通过大夫耐心的讲解，刘丽霞明白了关于宫颈癌的好多知识，但她现在最想知道的是：得了宫颈癌，能治吗？自己还能活多长时间，能看着自己的两个孩子长大成人吗？想到这里，她就觉得难过，眼圈都红了。大夫告诉她别着急，宫颈癌不是不治之症，是可以治疗的，因为宫颈的位置在阴道的顶端，接近人体表面，有了病容易被发现，即使是癌，发现的时候一般都是早期，经过治疗，百分之八九十的人都能活过 10 年。大夫通过具体的检查，根据病变的程度决定治疗方案，选择手术或放疗，或采用手术结合放疗。

听起来还挺麻烦，刘丽霞又问：“我不去大医院不行吗？离家远，花钱也多，我看报纸上的广告有吃中药就能治好癌症的，我想先试试中药。”大夫严肃地说：“那些报纸上的广告有很多是没有任何依据的虚假广告，药的成分和作用都不清楚，盲目用了，不但治不好病，还可能损害肝功能、肾功能，到那时你的病更重了，连接受正规治疗的机会都没有了”。刘丽霞吓了一跳，心里想，幸亏我问了，赶紧又问：“那是不是中药都是骗人骗钱的？”大夫笑了，说：“这样想也是不对的，我们中国的老

祖宗是非常聪明的，留下的中医中药还是很神奇的。现在对于癌症主张综合治疗，也就是除了手术、放疗、化疗这些西医的办法，也可以辅助用一些中药。中药可以补气扶正，提高身体免疫力，也是战胜癌症的手段之一。但前提必须是找正规的医院，有经验的中医大夫。西医也一样，应该去正规的大医院，找专门的妇科肿瘤医生来治疗。”刘丽霞听得不停地点头，赶紧说：“谢谢大夫！”

刘丽霞去省里的大医院接受了治疗。大夫的高超技术加上自己的信心和积极配合，再加上家人的鼓励，她顺利地渡过了手术期，术后恢复很快。大夫告诉她，手术后的化验结果证明她的病是早期，不用化疗，也不用放疗，以后定期复查就可以了。1 个月后，刘丽霞高高兴兴地出院，回家继续自己的幸福生活了。

（曹冬焱）